JN028980

# 笠原嘉の
# 「小精神療法」
# 小　史

「苦悩する者への愛ないしは畏敬」から「病後の生活史」へ

大前　晋（編）

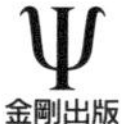

# 序文

笠原　嘉

学会発表をいくつか聞いているうちに、大前という人は博識で、ＤＳＭが席巻した今日も、かつてのドイツ文献にも通じ、しかも米国の今日の実情にも詳しいことを知り、一度、親しく話す機会をもちたい、と思っていた。その願いが、こういう「対談」という形で実現したのは望外の喜びである。しかも私の入局当時から抱いていた「分裂病への精神療法」というあまり流行しない「テーマ」を中央に据えての対談である。内容的には「病後の長い生活史に伴走する」という平凡な一言に集約されるのだが、九十代半ばに達し、まもなく消えゆかんとする老人と、四十歳は若い、これからの人である大前先生との対談は、臨床家にとって一読に値すると信じたい。

ところで、二十世紀前半のドイツ、二十世紀後半の米国、に続いて二十一世紀はどこが指導的になるのだろうか。日本もその候補の一つであるといったら、笑われるだろうか。ありえないことではないと信じたい。

二〇二四年四月一日

# 目次

## 第3部　附録　うつ病の小精神療法

# 第1部

## 小精神療法のすすめ

——「病後の生活史」に寄りそう

# 「小」精神療法のすすめ

笠原　嘉

## 健康保険制度下で有効な精神療法をめざす

日本の診察室の最大の特徴は健康保険制度だと思う。そして万人平等をうたう、世界に冠たる（？）制度だと私は思う。精神療法という以上、一回四十分か五十分を要するという思い込みがあって（これは精神分析療法の影響であろう）、事実私もそうしていた時代が十年ばかりあったが、精神療法の適応と思われる人が外来に増えてきて、いつとなしにルーチンの外来診療の中でやっていかざるを得なくなった。

私の外来へ来て下さる方は読者の皆様のそれと大きく変わらないと思う。心療内科的な初老の方もこられ、若い「ひきこもり」青年もいる。かと思うと、病歴四十年という統合失調症の人もいる。ときどき文字通りの適応障害の人もくる。最近は双極型うつ病の人が増えた。苦手なのは高機能発達障害くらいか。

「スマホ」と同じで、若いころに習わなかったものは老人にはむつかしい。

要するにいろいろな人がくる。その半分くらいから「小」精神療法の点数をいただいている。決してそのすべてが心因性のものではない。精神療法はすべからく心因性疾患にのみ適用されるべし、というテーゼは古すぎるだろう。事実、心因性が疑われても抗不安薬、抗うつ薬を遠慮なく使う今日である。

健保の精神療法に「五分」「三十分」「六十分」と三段階あるが、小精神療法の際は「三十分」にしている。初診者以外に「六十分」になることはない。

## 小精神療法の十箇条

①「症状」「疾病」のむこうにいる「人間」に注目。

こんな当たり前のことを第一項にかかげるのは、一九八〇年に米国からＤＳＭ－Ⅲとして診断学優先のちょっと極端な精神医学が導入されたからである。小精神療法を主張する私はまったく真逆で、「治療が優先で、診断は後でよい」という考え方である。この方が外来精神医学にはマッチすると私は思う。ＤＳＭのやり方は「神経学的」といってよいかもしれない。

「人間」という言葉が曖昧なら、生活史、家庭環境、職業、生活、趣味などと言いかえてもよい。ただし、これらを昔よくやられていたように、助手によって事前に詳細を聴取してカルテに書きとめるようなやり方はとらない。面接をくりかえしているうちに「だんだんにおおまかにわかってくる」というやり方の方がよい。治療にかかわるのはできるだけ私一人でいきたい。

②診察室で病人がリラックスできるよう最大限の配慮をする。

診察室には原則、助手や看護師を入れない。病人のよびこみ方、机と椅子の位置、最後の挨拶の言葉などにも、気を配る。待合室を含め、そこにおく絵画、花にも気を配る。

その結果、世の中で「ここが一番居心地がよい」などといってくれる人が出てくる。言葉通りに受け取り、言葉のみでなく雰囲気の治療効果にも期待する。

③基本的に受容的非指示的に接する。

この点は現代の精神療法が一般に説くところと同じ。冗舌で指示的・支配的なのはガイダンスであっても、精神療法ではない。

ただし、治療者が寡黙になりすぎ、場の雰囲気を陰気にさせてはいけない。そういうときに適切な話題を「ふる」のも小精神療法家の力量であろう。映画や小説や演劇の話題を私はよく使う。

④数回の面接ごとに内的世界の問題点を整理する。

その際、治療家の人生観や価値観を押しつけにならない程度に相手に伝える。また必要に応じ日常生活上の注意、説得、医学的啓蒙を行ってよい。

⑤できるだけ温和な陽性転移の維持をめざす。

しかし精神療法である以上、感情転移現象のおこることは避けがたい。とくに異性患者との間の恋愛転移の処理は治療家の修業徳目と考えた方がよい。大事なことは、その現象は非日常的な診察室という空間の中でおこる現象であって診察室外では通用しないという認識さえあれば、十分対処できるだろう。「転移」の研究は群を抜いて精神分析のものである。

⑥深層心理への介入はできるだけ小さくする。

外科医になぞらえて言えば、切開は小さい方がよい。ときどき深層への介入を求めてやまない病人がいる。こういう人には安直に分析家を紹介するよりも、「数カ月の小精神療法の後に再度相談に応じよう」と提案するのがよいようである。

⑦精神症状の不安とか焦燥とか憂うつといった陽性症状の底に見え隠れする疲労、無気力といった陰性症状にも留意し、必要に応じて心理的身体的「休息」を指示する。彼らはしばしば休息する「決断」に欠けているので、治療家のアドバイスは大きな力になる。

⑧必要とあれば向精神薬の投与を躊躇しない。

心理士は日頃から精神科医、神経内科医と通路をもち、診断書の要否、薬物投与の当否を相談できると心強い。

急な不安、焦燥感の出現、鋭い自殺観念の持続などに際しては、さしあたり薬物によって耐えやすくすることが重要である。小精神療法は並行的に行う。今や薬物療法は重要な治療手段であって、緊急時にこれを行わないことはむしろ治療上のミスとされるかもしれない。

⑨名人芸的な短期の奏功を求めず、人間の成長や変化には最低数年を要すると考え、長い経過につきあう。なかなか治せない人、治らない人がいる。しかし見捨てないで診ていく。それには健保下で行うこの小精神療法が一番適しているのではないかと思う。わたしのところには自慢ではないが、十年通院している人が何人もいる。

⑩精神科クリニックの門を叩く人は自分の病気について、ネガティブなイメージをもち、世間の白い眼に耐え、でもそれに負けず頑張って社会に出ている人が少なからずいる。彼らへの「愛」ないしは「尊敬」、もっといえば「畏敬」とでもいうべきものをもつことができれば、小精神療法は一層の効果をもつであろう。これはしかし私にとっても年をとって、はじめて可能になった徳目である。

## 治療家も高齢化する

小精神療法を初めて文章にしたのは一九八〇年の「予診・初診・初期治療」という小冊子だった。この本は二〇〇七年に星和書店から『精神科における予診・初診・初期治療』として再版された。したがって結構多くの精神科医の眼にふれたようである。しかし本当の評価はどんなものだろうと気になっていたところ、最近、畏友原田憲一先生が本誌（「精神療法」増刊第二号、二〇一五、一〇－一三頁、金剛出版）上で御評価下さり、評判高い神田橋條治先生や村瀬嘉代子先生の治療法と同列にあつかっていただいた。御存知と思うが、原田氏の専門は器質性疾患である。しかし臨床的な眼は広く、かつたしかな人で、ずっと私は評価してきた。ともあれ、彼の言に大いに気をよくし、以後少々改稿し、二、三の項目を付け加えた。①の「症状・疾病のむこうに『人間』を」というのはその一つである。⑩の「苦悩する者への愛ないしは畏敬」は、門下の精神療法家からもちょっと言い過ぎではないか、という批評がでるくらいである。

しかし、これは⑩として最後に置いておきたい。それは多分、私が後期高齢者の域に入って、しかも十年以上、精神科診察室に坐るという好運に恵まれたからかもしれない。精神療法家という職業では、中年の時と老年になってからで当然、治療観、治療目標が変るであろう。私の場合でいえば、精神疾患を「治す」というよりも、（たとえ「治った」人であっても）その履歴を背負いながら歩む彼（女）の「生活史に伴走する」という方がぴったりする。ここにはもはや病人を治療者として見おろす視点はない。一老人として治療家は並走する。私の病人にも後期高齢者が増えてきた。この⑩項は気鋭の精神療法家には目障りかもしれないが、今しばらくこのままにしておいてほしいと願うものである。

# 「病後の生活史」
## ――クリニックの診察室から

笠原　嘉

いきなり私事を申して恐縮ですが、私は昨年末（二〇二二年）で診療をやめました。九十五歳を目前にして、投薬等にミスをしては申し訳ない、と思ったからです。大学医局への入局以来、ちょうど七十年になります。

その頃、「どんなふうに診察するのだろう」という好奇心で、教授の診察をみていました。当時の教授は留学先のドイツのハイデルベルク風にならい、例えば統合失調症患者を前にして短い質問をし、ドイツ語で短い単語を羅列されました。その威厳に圧倒されましたが、同時にこういう雰囲気では病人でなくとも萎縮するだろう、と同情もしました。

以後、私が自分でドアをあけて、患者さんの名前を呼び、招き入れる、という方式をあみ出したのは、その時のショックに由来します。このやり方は七十年後の先月まで続けました。

まもなく幸運にも薬物治療の時代が来ました。うれしかったことを覚えています。他科の医師と同様に投薬し、経過を予測するという手法は新鮮でした。そして患者さんが一挙に外来に増えました。

当時、私より一級上の平沢一（ひらさわはじめ）という先生がドイツ留学から帰るや、これからは「うつ病」の時代だと宣言して、「軽症うつ病」（彼の定義では「入院しないですむうつ病」）だけに注力しました。

その結果、私もたくさんの「軽症うつ病」を診ることになり、これにはどうも薬物療法だけでは足りず、多少の精神療法的な処置がいると思ったのでした。はじめはガイダンス風に外来で治療できるテーマについての「七原則」などといっていたのですが、やがて「小精神療法」といい替えることにいたしました。少なくとも自殺観念の有無、病前性格、現実の苦悩への対処には耳を傾けなければならないことを知ったからです。そうなると、はじめは三カ月くらいで治せると思っていたケースでも、六カ月くらいかかることがわかりました。

しかし、精神科クリニックの外来にはいうまでもありませんが、軽症うつ病患者さんのように薬物療法に手応えのある人ばかりではありません。なかなかよくなってくれない手強い相手が少なからずいます。

彼らにも薬物が複数開発されており、昔に比べれば格段の進歩があるのですが、しかし何カ月か通ってくれれば「治せる」というような、ポジティブな見通しはなかなか生まれません。こういう人にはとにかく「長く診つづけること」が大切だと私は思うのです。

まず三年、ついで五年。先日の治療終了時には、十年選手も何人かいました。

五年も診ていると、たいていの病人に環境的変化が起こります。悲劇的なことがらとしては父親の死去、といっても悲劇とばかりいえず、母親が遺産としてなにがしかのお金を残してくれたので、父との関係が以前よりよくなった、というのもありました。それから病気が四十歳台に入り安定したので、結婚したいと申し出た男の非定型精神病者（満田久敏）。この人は自分から申し出て、フィアンセを私に引き合わせました。それから二十年、幸いに平穏な結婚生活を送っていると、先日報告をうけました。もう二人とも六十歳を過ぎていますから、このままいってくれることを希望します。

双極型うつ病（躁うつ病）も長く診る必要のある病気です。「波」があり、一旦よくなってもまた発病します。そしてまた、三カ月から六カ月くらい病相が続くのです。しかしまたケロリと治ってしまいます。この「波」は年をとっても繰返します。軽躁的な波が混じりますので、必要以上に周囲から警戒されます。

決して知的に衰えるわけではなく、ただ単に「気分」が躁とうつの間を動く病気なのですが、繰返し起こるので、本人も家族も音をあげがちです。しかし長く伴走してくれる医療者がいれば、再発しても二、三カ月のことなら耐えられるものです。

今のところ、そんなに困らなかったのですが、今後、「認知症」がしのびよることが案じられます。ただ、ちょっと楽観論をのべれば、スイスの精神科医が昔、統合失調症が四十歳を過ぎると晩年寛解ないし晩年軽快にいたることが四十%くらいあると書いていたことを想い出して、多少の楽観論としましょう。

私は精神科クリニックの外来には二つの方向があると思うのです。一つは、薬物療法を上手に使って、できるだけ早く病人を病苦から解放すること、二つは「病後の生活史」に注目して、彼の病後の人生に、できる限りより添っていくこと。後者は慢性病にのみ当てはまることです。

「病後の生活史」とは妙なネオロギズムですが、精神分析由来の「生活史」が出生以降発病までの「病前」の生活史を指すのに対し、これは発病後の生活史を指したつもりです。カタムネーゼという「病気自体の自然経過」がありますが、これは「病む人間の歴史」に焦点を当てようという試みです。

# 小精神療法（笠原）における対話
## ──「苦悩する者への愛ないしは畏敬」から「病後の生活史」へ

大前　晋



### はじめに──国民皆保険制度における精神療法

日本の国民皆保険制度が臨床にもたらす制約のひとつが、いわゆる三分診療である。この「三分」は文字通り診療時間の目安にくわえて、「ごく短い」「手軽な」という象徴的な意味あいをもつ。精神療法には、通常一回あたり四十五分ないし五十分が必要とされる。この慣例に従うならば、精神療法にとって「三分」の制約ではお話にならない。

しかし三分診療は現実に行われている。その制約内で、いくばくかの精神療法的接近が試みられている。実際問題として、ひとり三分目安でないと診療できないだけの数の患者が来院する。本式な精神療法のために一回四十五分ないし五十分の時間を割くならば、診察を一部の患者だけに絞る必要がある。あとの患者を診察する時間は残らない。すると皆保険の原則である公平性が担保できない。これはこれで倫理にもとる医療である。

中嶋（一九九四）は「もし治療者が、実際に三分診療を行う以外に選択肢のない環境にありながら、三分診療をなにかやむをえないこととして、あるいは患者に対して本来なすべきことができないような診療形態として捉えているならば、それは患者にとっても治療者にとっても不幸なことである」と指摘し、「それならばむしろわれわれは、短い時間でも十分な診察ができるような技術を磨くべきではないだろうか(1)」と提言する。

日本の国民皆保険制度が提供するささやかな時間と空間の範囲で、精一杯の豊かな精神療法的手当てをしたい(脚注1)。かといって、先端医療のような特殊技術や、治療者自身の人間性や、治療者と患者のよい相性などが求められるようでは困る。「万人に可能な」「誰もが誰にでもできる」精神療法がいい。ただしそれは治療者の人生観や価値観の押しつけであってはならない。公共的な精神医学の専門性に裏打ちされていなければならない。そのためのコツ、目安がないものか。

こういった現場からの要請に応えてくれるのが、笠原の小精神療法である。

## 小精神療法の枠組み

小精神療法は、笠原自身によれば「短時間の面接を何回も積み重ねることで従来の精神療法の効果を得る精神療法である」[3]。一回の面接にかけられる時間の目安は十五分である[2・3・4]。実際には文字通り三分で事足りるときもあるが、長くなったときは十五分程度を目安にまとめる。それでも初診を別にすれば一時間あたり五〜八人、半日で十五〜二十五人の診療体制を確保できる。笠原は七十歳になってクリニックの外来診療を始めたところ、一日に三十人前後の患者が訪れたという[2・4]。

一方で小精神療法は、治療期間に対する制約からは自由である。いまの日本では数週間・数カ月単位の急性期・亜急性期だけでなく、二〜三年から五〜六年、さらに十年以上にわたる慢性期の治療費も国民皆保険の範囲内で給付される。そのため長期間にわたる加療が可能である。保険外の完全自費診療や個人加入保険の支払いを受ける本式な精神療法では、治療期間に対する制約が避けられないのと対照的である。この利点は、一回あたりの診療にかけられる時間の短さを補って余りある長所である。

ちなみに、小精神療法は平等主義的に等質の医療を万人に、という理想のもとに行われるが、常識の範囲で「『差額』の拝領」は辞さない。新患予約料（初診時間は三十〜五十分が推奨される）ないし時間指定の特別診察料で、これらは待合室や診察室のレイアウトすなわち場の充実のために使う[2・4]。

このように、小精神療法は、時間にせよ料金にせよ、常識の範囲内で適度な遊びをもって運用される。

（脚注1）笠原は「健保制度は三方一両損でなりたっている。患者、医師、組合の三者が少しずつ我慢をしないと成り立たない」[2]と打ち明ける。

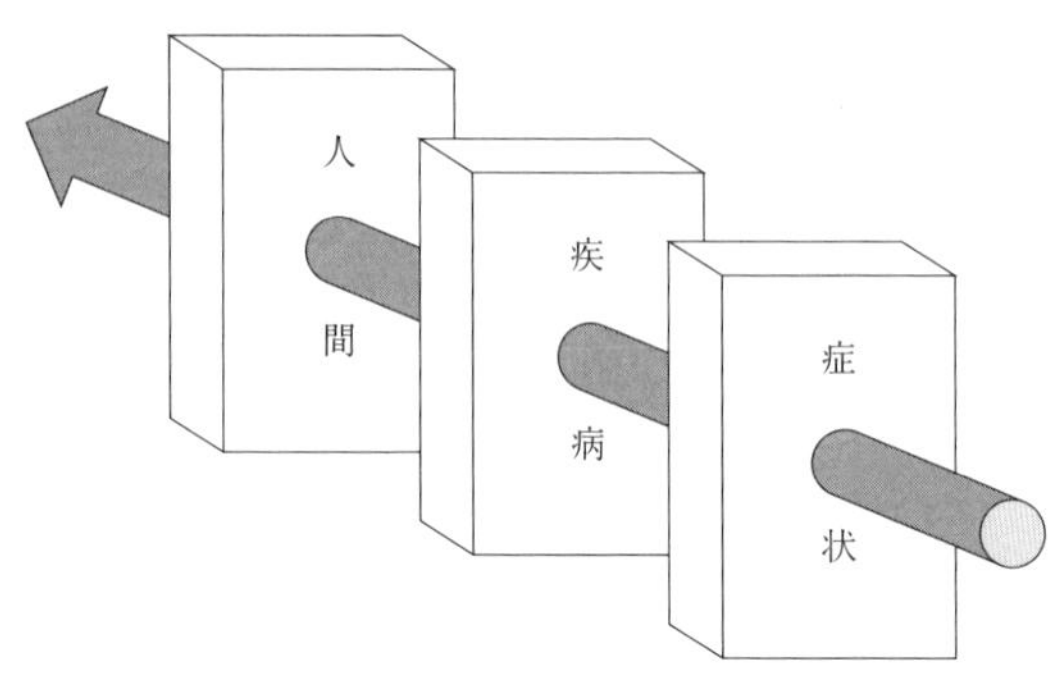


**図１　症状の向こうに人間あり**（文献4，５より引用）

## 小精神療法と大精神療法

小精神療法というとき，対する大精神療法として精神分析，森田療法などの本格的な「特異的」精神療法が想定されている。現代なら認知行動療法やマインドフルネス認知療法そしてＥＭＤＲなども大精神療法に含まれるだろう。

ただし小精神療法は，大精神療法の単なる簡易版・縮小版ではない。独自の方法と理論を持っている。大精神療法では規模の大小や程度の深浅はあれ，症状の背後にある原因の探索を行う。そして仮説検証的に患者の洞察を促し，原因の操作あるいは解消を試みる。一方で，小精神療法にとって症状の背後にあるものは人間，より具体的に言いかえれば生活史・家庭環境・職業・生活・趣味などである(2・4・5)（図１）。小精神療法は大精神療法のエッセンスを換骨奪胎的に取りこんでいるものの，原因探索的なアプローチは原則として行わない。言いかえれば，小精神療法は病因論的仮説に基づく特異的・特殊精神療法ではない。非指示的な態度を持し，患者の心境や苦悩を「そのまま」受容する努力を惜しまない

「一般的」精神療法であり、原田の評価によれば「基本的」精神療法であり「中心的」精神療法である。[6]

## 小精神療法の対象

小精神療法の対象は内因性精神障害と心因性精神障害（笠原自身の表現では心因環境因性精神障害）である。脳器質性精神障害は対象外である。

もちろん笠原自身は脳器質性精神障害に対する精神療法的アプローチの意義を否定していない。しかし脳器質性精神障害の治療は、原因である脳疾患に対する身体的治療が優先されなければならない。すなわち脳還元主義が主導する。

一方で小精神療法では、対象である内因性精神障害に未知の脳病変が想定されていても、脳還元主義には与しない。すなわち、どこそこの脳局所や伝達物質に不安や抑うつ感情などの諸精神症状が「直に」貼りついているかのように考えたりはしない。[2] それは十九世紀の神経心理学が「脳神話」としてすでに克服したはずの誤謬の再燃だろう。また二十世紀初頭のヤスパースは、精神分析を「かの如き了解」と評して批判したが、その対極にある「過剰な説明」もまた戒めた。[2]

了解も説明もそれぞれの方法論自体は間違いではない。間違っているのは、いずれか片方にすべてを還元してしまい、残りの片方を消去してしまおうとする還元主義・消去主義である。二十一世紀の治療原理がこの方法にとどまり、「あなたのうつ病はセロトニン不足が原因なので、抗うつ薬でシナプス間のセロトニンを増やしましょう」というような説明が横行しているとしたら、専門家としてあまりにみすぼらしい。

## 小精神療法における心理的社会的エネルギー論

小精神療法では、診断の細かい吟味よりも、治療を一刻も早くはじめる必要性を重視する。初診では脳器質性精神障害を除外診断しなければならないが、内因性精神障害と心因性精神障害との鑑別、あるいはそれぞれの内部での鑑別診断は急がない(5)。

小精神療法の理論では、内因性精神障害と心因性精神障害を、異なるカテゴリーでなく同一のディメンジョンの上におく。笠原の表現では、内因性と心因性との間に、ほとんど常にある程度の「重なり」を想定している。そこには内因性の極と心因性の極があり、ほとんどの症例はこれらの間のどこかに位置づけられる。したがって「内因性か心因性か」というよりも「何パーセント内因性で、何パーセント心因性？」という問題意識が有用である(2・7)。

内因性精神障害の治療には各種神経症やパーソナリティ障害（心因性精神障害）に対する精神療法の諸知識が応用されるし、心因性精神障害の治療においては薬物療法が積極的に行われる。人格の成長のための前提条件として、まず生物学的レベルの調整が意外に大事である(5)。

この内因性と心因性を連続体として理解する方法論は、フランス精神医学、なかでもジャネの心理的エネルギー水準説と、エイの器質力動論の影響を強く受けている。局在論に対する全体論、疾患単位論に対する単一精神病論と呼んでもよい[2・4・5]。

笠原（二〇一一、二〇一三）の内因性概念に関する仮説はつぎの通りである。「脳の病変が直接的無媒介的に精神症状を生み、両者の間に『隙間』ないし『隔たり』がほとんどないか、まったくない場合を脳器質性といい、脳の病変と精神症状の構成との間に結構『隙間』ないし『距離』があって、その間に人格だとか個人の運命だとかが介入してくるので、いきおい症状も経過も多様になる。そういう場合を内因性といってはどうか」[5・7]。内因性精神障害に対して小精神療法が必要な所以も、この「隙間」にあるという。

そしてこの「隙間」を構成する脳と精神のあいだの媒介項として、笠原は「ダムの水位」という比喩を好んで使う[2・3・8〜10]（図２）。薬物が脳のどの部位にどのように効くにしろ、それによって多分不安が減り認知が矯正されるという段階を経て、結果として活力が回復し社会参加の度合いが増す。これを「ダムの水位」という心理的社会的エネルギー水準の比喩で図示し、その上昇による発電力（社会力）の回復を想像してもらう。水位が下がると水底の障害物が現れ、患者はこれをとて

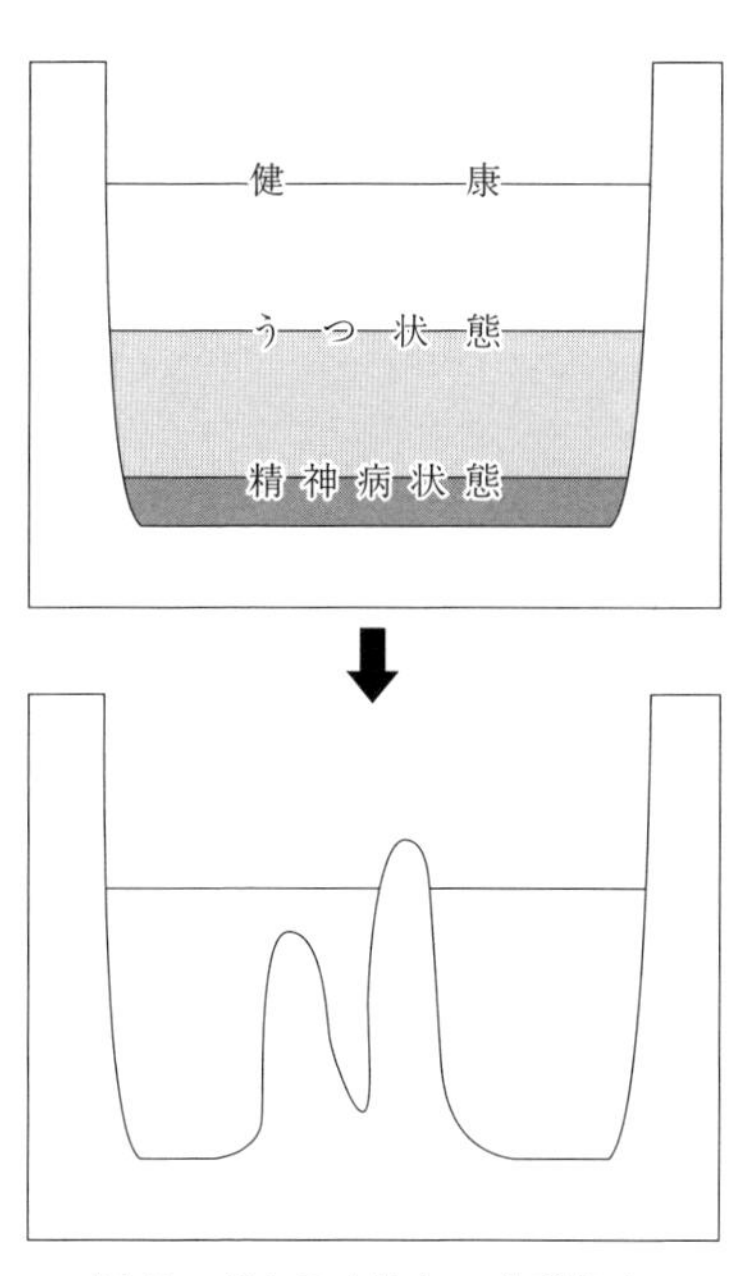


**図２　ダムの水位という考え方**
（文献 2, 3, 8, 9, 10 より引用）

も気にするので、治療者もついついこれを心因と取り違え、その破壊工作のために心的外傷の話を熱心に聴きはじめる。そうするといつの間にか治療者と患者の合作で障害物が固定されてしまって、その後の扱いに窮するようになる。[7] しかし水位が上がればひとりでに水底由来の障害物は消えるか、障害物でなくなる。

この比喩によれば、精神障害において心理的社会的エネルギーが一時的に枯渇しても、自然経過に沿って水準は再び上昇して回復する。[脚注2] 内因性精神障害も心因性精神障害も、軽症うつ病の自殺さえ抑止できれば、[脚注3] 長期予後は悪くない。[2・10] ただしそのためには少なくとも二年、長ければ五～六年は診療する覚悟を持たなければならない。[2・4・7]

この比喩は、いわゆる「心因論」に対する見直しを迫っている。うつ病の患者はしばしば病気の原因として過去に犯した些細な過失を挙げ、これが解決しない限り治りはしないと主張する。しかし休息や薬物療法によってうつ状態が改善すると、患者はもう過失を訴えなくなる。ここでいう些細な過失が、さきの喩えでいう水底の障害物である。うつ病などの内因性精神障害では、水底の障害物は病気の結果として水面上にあらわれたものであり、病因論的意義を持たないのは明らかである。

ここで笠原はさらに一歩すすめる。心因性精神障害でもしばしば同じ経過を見る。当初は病因にみえた幼少時の心的外傷体験や現在の対人的葛藤が、休息と薬物療法ののちに水面下に沈み、障害物でなくなってしまう。いずれはこれらを病因として解決や見直しを図る必要があるかもしれない。しかしそれは、全体的な病状が改善してから、すなわち心理的社会的エネルギー水準が上昇してからでも遅くないのではないか。

　これは、小精神療法がやむをえない便法では決してなく、治療においてはむしろ大精神療法より有用なのではないか、という強い問いかけでもある。

---

（脚注2）水面の比喩のオリジナルはクレッチマー[12]である。

（脚注3）診断の細かい吟味は急がないと記したが、抑うつ病態に関しては内因性（うつ病）と心因性（神経症）の鑑別が喫緊の課題である。自殺抑止のためである。内因性うつ病には、身体的病変からじかに発生するとしかいいようのない原発性の自殺念慮がある。肺炎の人が咳をし、胃潰瘍の人が吐き気を催すように、内因性うつ病の人は自殺へ向かう。そこに理由などない[13・14]。

　実際にうつ病（病相期）の小精神療法論文は、「うつ病の精神療法を論じるにあたって意外に大切なのは『診断』の問題だと私は思う[15]」との殺し文句が口火を切る。そこでは要点七か条のうち、三項目が自殺抑止関連の心得にあてられている[11・15]。うつ病（DSM－5）カテゴリー内で内因性うつ病を鑑別診断する手がかりとなる症状は、生気的抑うつ・生気的悲哀、生気的抑制、悲哀不能そして原発性の自殺念慮である。これらは日内変動を伴う。いずれも内因性・自律性の経過をとり、接する者の想像や共感や感情移入を受けつけない[13]。

## 小精神療法における対話の規則と定石

鈴木[16]（一九九〇）は精神療法の専門的な諸技法について、つぎのように論じた。

技法は、規則と考えられるべきでなく、囲碁やチェスでいう定石に比せられるべきものである。囲碁における規則とは、白と黒とが交互に打つこと、周囲をすべて相手の石に囲まれれば取られること、コウやセキについてのきまり等々であって、これらはゲームを成立させる上で絶対に守られねばならない客観的な取り決めである。これに対して定石とは、不動の客観性をもつことなく、常に相手が放つ手との相互関係の中で作り出される。それは単におぼえても意味がない。相手が定石からはずれた場合にこちらがその欠陥を突かなければ、相手の悪手は妙手に変じてしまうから。〈中略〉技法は規則ではない。私がこの発言を繰り返すのは、技法をあたかも規則と受け取っているかのような構えを示す人が、精神療法家（を志す人）の中に少なくない、と感じるからである。治療の現実は、（多くの技法論が暗黙のうちに前提しているような）規則としての絶対的客観性をもって進行するものではない。その事実を見えなくするような技法論は有害であり、その責を治療者の未熟に帰するような技法論は――偶像化された特定の技法に対する萎縮した信者を排出する〈原文ママ〉という点で――なお一層有害であろう。[16]

小精神療法でも大精神療法でも、定石と規則の関係は同じである。たしかに定石すなわち技法はそれぞれ精神療法の流派次第である。しかし、精神療法を治療営為として成立させるためには、流派を問わず、規則として次のような客観的な取り決めが必要である。それは、相手が聞き取りやすいように適切な声量と速度そして明瞭な発音で話す、相手に対して一定の距離を保ちながら敬意をもって接する、威嚇的な態度をとらない、相手の話は遮らずに区切りまで聞く、相手の問いかけに対しては無視せずに答え、答えられないときはその旨を伝える、相手の答えが期待する内容でなくても最後まで聞く、反復や脱線は適度なところで打ち切る、などである。これらはいずれも常識的な事柄である。しかし、それと気づかれないうちにしばしば破られてしまう。

規則違反は日常会話の口論やディベートなどではしばしば有効だが、治療では無効どころか有害である。患者は治療を求めて来たのであって、論破されに来たわけではない。治療者は、対話者と審判員ふたつの立場を明確かつ意識的に使い分ける。患者が規則に違反したときは、治療者は審判員としてこれを指摘し、修正を促す。たとえば大声で威圧的な患者に対しては、声の調子を下げてゆっくりめに（非難するわけではありませんが）「どうしたのですか？」「ずいぶん大きな声ですね」「けんか腰に見えますが」などと指摘して全体の緊張を緩めるよう試みる。その手続きを怠り、負けまいと自己防衛のためにさらに険しく声高に対応すると、しばしば相手にも同じような「大声で威圧的」という印象を与えてしまう。第三者には、治療者が専門性・権威性を盾にとって個人的な価値判断を患者に押しつけているように映るだろう。そうなったら、それはすでに対話でない。口論である。しかも両者ともが、対話を口論におとしめた責任は相手にあると思い込んでいる。これは不幸な経過である。

規則は、患者と治療者ともに等しく守らなければならない。治療者は随時審判員を兼ねるが、本来的に患者より高みに立っているわけではない。対話者としてはあくまで対等である。ときに患者が審判員の役割を務める状況すらあるだろう。もちろんそのとき治療者は、真摯に対応しなければならない。

規則は守られなければならないが、定石は必ずしもそうでない。鈴木[16]（一九九〇）によれば「定石は多かれ少なかれ局所的なものであってゲームの全体を占め尽くすことはなく、実戦では全体との絡みから、さまざまな程度にいつも破られる必要がある」。したがって、精神療法における対話の内容は、それぞれの理論を踏まえながらも基本的に自由である。

笠原（二〇〇九）は診察室を「非日常性、超越性が内包」された舞台、そこで行われる診察を「半ば演劇になぞらえる。そこでは「〝ひたすら傾聴〟の原則は〈中略〉始めの数分だけでよい。あとはもっと自由でよい。ときに指示的教育的に、ときに常識的な座談でもよい。舞台にいることとさえ前提とすれば、自由に、かつ常識で振る舞うことも許されよう[4]」。

また安永（一九七二）は哲学者福田定良に触発されて、精神療法における対話に「喜劇性」の性格をみる。「それはいわば知識人の行である。啓発し、啓発され、相手と同じレベルで論じあい、理性の世界と『現実』の世界を一致させようとする行である」、「理性と『現実』がまじりあおうとするところにはおかしみが生ずる。ただしこれはふざけや自嘲ではなく、静かで、しかも躍動をはらんだおかしみである[17]」。

患者と治療者の立場は対等である。しかし、診察の舞台上では同一平面上 even でこそあれ等価 equal ではない。音楽で喩えてみよう。患者が歌手ならば、治療者は伴奏を担当する。楽器はピアノでもギターでもアコーディオンでもいい。歌手の気持ちを歌にのせて表現してもらうのが伴奏者の仕事である。何を歌うかは事前に伝えられていない。楽譜も与えられない。歌手本人が自分で何を歌いたいのか理解していないかもしれない。そのため、伴奏者は前もって十分なレパートリーをさらい、どのキーでも対応できるように技術を磨き、楽器を正確に調律しておかなければならない。これらの準備が、理論や定石の習得に相当する。

## 小精神療法の十箇条

小精神療法の要諦は、はじめ一九七〇年に軽症うつ病に対する精神療法的手続き七項目[18]、ついで一九七六年に神経症に対する小精神療法九項目[19]、そして一九八〇年に外来臨床一般に対する九項目[8]が示された。以後も何度かの手直しを経て[2・4・5・9]、二〇一八年の「小精神療法の十箇条」[20]としてひと通りの完成をみた。笠原は当初これらを「ミニマル・リクワイアメント」と称していたが、一方で「同僚や私自身がやっていることを言葉にしてみた」ともいう[8・9]。すなわちこれらの諸項目は、小精神療法のための基準・諸法度というよりは、日々の外来診療をさまざまな方面から描写した具体像である。

① 「症状」、「疾病」のむこうにいる「人間」に注目。
② 診察室で病人がリラックスできるよう最大限の配慮をする。

③　基本的に受容的非指示的に接する。
④　数回の面接ごとに内的世界の問題点を整理する。
⑤　できるだけ温和な陽性転移の維持をめざす。
⑥　深層心理への介入はできるだけ小さくする。
⑦　精神症状の不安とか焦燥とか憂うつといった陽性症状の底に見え隠れする疲労、無気力といった陰性症状にも留意し、必要に応じて心理的身体的「休息」を指示する。彼らはしばしば休息する「決断」に欠けているので、治療家のアドバイスは大きな力になる。
⑧　必要とあれば向精神薬の投与を躊躇しない。
⑨　名人芸的な短期の奏功を求めず、人間の成長や変化には最低数年を要すると考え、長い経過につきあう。
⑩　精神科クリニックの門を叩く人は自分の病気について、ネガティブなイメージをもち、世間の白い眼に耐え、でもそれに負けず頑張って社会に出ている人が少なからずいる。彼らへの「愛」ないしは「尊敬」、もっといえば「畏敬」とでもいうべきものをもつことができれば、小精神療法は一層の効果をもつであろう。これはしかし私にとっても年をとって、はじめて可能になった徳目である。

当初より②から⑨の項目は継続して論じられている。二〇一一年以降は①と⑩が加えられた[2]。①は図１の通りである。
⑦はジャネの心理的エネルギー水準説と、エイの器質力動論とくに新ジャクソン主義を踏まえている。

ジャクソンのいう陽性症状と陰性症状は、本来ひとつにみえる症状をふたつの局面から記述したものである。高次において損なわれた精神機能のあらわれが陰性症状であり、それに応じて低次から解放された精神機能のあらわれが陽性症状である。たとえば意識混濁時に顔見知りの看護師を母親と誤認したとき、「看護師を同定できない」局面が陰性症状であり、「それを母親と認識する」局面が陽性症状である。（脚注4）これはあくまで脳神経機能に対する理論だが、エイはそれを精神機能に拡張した。それが新ジャクソン主義である。小精神療法においては、幻覚や妄想だけでなく不安や焦燥そして憂うつなども陽性症状と見なす。そのときの陰性症状は、心理的社会的エネルギー水準の低下である。小精神療法は、陽性症状を直接的な標的としない。心理的身体的休息と薬物療法によって、心理的社会的エネルギー水準の上昇すなわち陰性症状の改善を図る。これが基本的な治療原理である。

小精神療法を基礎からささえる精神は、治療者の人生観や価値観の押しつけを戒める厳格さと、常識の範囲内での遊びを許容する寛容さの矛盾なき共存である。（脚注5）これら十箇条の硬直化や教条化は、笠原のもっとも躊躇するところだろう。（脚注6）

（脚注4）統合失調症治療において「現在では、H・ジャクソンの考え方に基づく陽性症状・陰性症状という分類は妥当ではないと考えられる」[21]そうである。ただし一九八〇年前後から注目された統合失調症の陽性症状・陰性症状論はジャクソンと理論的なつながりはない。[22]ただ権威づけのためにジャクソンの名声を借用していただけである。この事実は一九八五年の段階で指摘されている。[23]ジャクソン本人の意向を無視して神輿に乗っていただいたというのに、いまさらこの梯子のはずし方ったらないだろう。

小精神療法は、日々の実践と反省そして修正、自主学習(脚注7)や同僚との意見交換のたゆまぬ反復を経て身につける実践知である。したがって、最近よくみられる、構造化された研修会やワークショップやアクティブ・ラーニングに、小精神療法はあまりなじまないのかもしれない。近年の小精神療法は、現代風の心理教育や指示的ケアなどと通底する側面から再評価されつつあるが、こういった局所的な焦点づけによって全体像が見失われてしまうならば、それは残念である。

## おわりに――「苦悩する者への愛ないしは畏敬」から「病後の生活史」へ

小精神療法の十箇条の⑩「苦悩する者への愛ないしは畏敬[20]」は、笠原が批判を承知でつけ加えた項目である(脚注8)。その事実が物語るように、これは他の項目とやや性質が異なる。①から⑨は小精神療法の特徴をあらわしている。すなわち専門的技法に基づく大精神療法との違いを際立たせる諸項目である。その一方で、⑩は大小問わず精神療法に共通であり、ひろく敷衍されてしかるべき大原則である。「相手への尊敬[25]」「悩める者への畏敬[5]」を忘れない。平たくいえば「上から目線」で視るのではなく、自分も条件が変わっておればそうなったかもしれない、そういう存在として視る[2]。それが「苦悩する者への愛ないしは畏敬」である(脚注9)。これは辻（一九八〇）による治療精神医学の第一基本原則「患者の体験に患者が人間であることの証を見、それを患者に伝達する[26]」と通底する。精神療法の基本は、患者と治療者がともに同じ平面に立つという事実の認識である。患者に何らかの変化をおよぼしたとき、治療者もまた変化する。その変化によって、治療の手ごたえを得る。

笠原（二〇一八）の言葉でいえば、精神疾患を「治す」というよりも、（たとえ「治った」人であっても）

（脚注5）笠原自身（一九八〇、二〇〇七）が患者に対する指示的（directive）攻撃を戒めながら、「『わかっちゃいるけど』ついつい指示的になってしまう。ある程度は止むをえない[8・9]」ともいう。この「緩さ」、よくいえば「しなやかさ」が小精神療法である。

（脚注6）筆者（二〇二三）が以前に箴言「うつ病の人を励ましてはいけない」の起源を求めて問い合わせたところ、笠原先生は、この受験参考書を思わせるステレオタイプな標語に戸惑いを示された。頂戴した返信には、「先生方はなぜ『激励禁忌』にこだわられるのですか。私は（なかなか名答がないので困るのですが）『心理的休息』を得る術をもう少しわれわれが上手になれば、と思います。さらに休息させればたくまずして激励していることになる」と融通無碍な姿勢が綴られていた[24]。

（脚注7）笠原（一九八〇、二〇〇七）は「病人にあうときはいつも『狩り』の精神をもつ。（中略）毎日の診察から何か一つだけ、いかほど小さくとも獲物をとってくること」「弓矢の用意もおこたらぬ。弓矢とはひっきょう文献による知識だと私は思うので、この目的のために内外の雑誌に眼を通すようにしている。文献をみるのは研究のためもあるが明日の診療を面白くやるため、少しでも獲物を大きくするためである[8・9]」となぞらえている。

（脚注8）笠原（二〇一八）は「門下の精神療法家からもちょっと言い過ぎではないか、という批判が出るくらいである。しかしこれは⑩として最後に置いておきたい[20]」と思い入れを語る。

（脚注9）笠原（二〇一三）は「これをどうしても持てないという人は精神科の診察室に入らないほうがよい[5]」と釘をさす。

その履歴を背負いながら歩む彼（女）の「生活史に伴走する」という方がぴったりする。ここにはもはや病人を治療者として見おろす視点はない[20]。

五年、十年と長く診ていると、病気の自然経過（カタムネーゼ）だけではなく、病人の「病後の生活史」が自ずと見えてくる。神経症のみならず、精神病の人も、それなりの「病後の生活史」を作り上げる。この「病後の生活史」に寄り添い、彼や彼女をサポートする[3]。この眼差しが、小精神療法の精髄である。

## 文献


（1）中嶋聡（一九九四）『分裂病の実践知と治療』金剛出版

（2）笠原嘉（二〇一二）『精神科と私—二十世紀から二十一世紀の六十年を医師として生きて』中山書店

（3）笠原嘉（二〇二二）「再提言：小精神療法のすすめ—『病後の生活史』に寄り添うということ」PROGRESS IN MIND（https://japan.progress.im/ja/node/12987/）（cited 2022-09-10）

（4）笠原嘉（二〇〇九）「クリニックでの小精神療法再考」笠原嘉『笠原嘉臨床論集 うつ病臨床のエッセンス』二〇三－二一三頁、みすず書房

（5）笠原嘉（二〇一三）「精神医学における内因性概念について今一度—そして薬物療法と小精神療法の協働の勧めも」笠原嘉『笠原嘉臨床論集「全体の科学」のために』二三一－二四八頁、みすず書房

（6）原田憲一（二〇一五）「私と精神療法」『精神療法』増刊第二号、牛島定信＋「精神療法」編集部編『現代の病態に対する〈私の〉精神療法』一〇－一三頁

（7）笠原嘉（二〇一一）「精神医学における内因性概念について—クリニック外来での一考察」笠原嘉『笠原嘉臨床論集 外来精神医学という方法』一八七－一九五頁、みすず書房

（8）笠原嘉（一九八〇）『予診・初診・初期治療』診療新社
（9）笠原嘉（二〇〇七）『精神科における予診・初診・初期治療』星和書店
（10）笠原嘉（二〇〇八）「だから精神科医はやめられない！」『日本精神科病院協会雑誌』二七巻八号、六八〇－六八三頁（笠原嘉（二〇一三）『笠原嘉臨床論集「全体の科学」のために』二二一－二二九頁、みすず書房）
（11）笠原嘉（二〇〇五）「診察室での軽症うつ病の臨床研究」広瀬徹也・内海健編『うつ病論の現在―精緻な臨床をめざして』一九九－二一二頁、星和書店（笠原嘉（二〇〇九）『笠原嘉臨床論集 うつ病臨床のエッセンス』一八五－二〇二頁、みすず書房）
（12）Kretschmer, E.（1949）Psychotherapeutische Studien. Thieme.（新海安彦訳（一九五八）『精神療法』岩崎書店）
（13）大前晋（二〇二一）「かけがえのない内因性うつ病概念―治療に対する有用性」『精神神経学雑誌』一二三巻一二号、七九三－八〇〇頁
（14）先崎学（二〇一八）『うつ病九段―プロ棋士が将棋を失くした一年間』文藝春秋（文庫版（二〇二〇）文藝春秋）
（15）笠原嘉（一九七八）「うつ病（病相期）の小精神療法」『季刊精神療法』四巻二号、一一八－一二四頁、本書第3部に収録
（16）鈴木茂（一九九〇）「人間学的方法に基づく境界例治療の〝技法〟」『季刊精神療法』一六巻一号、二五－三三頁（鈴木茂（一九九一）『境界例 vs. 分裂病―言語と主観性の臨床精神病理学』三三五－三四九頁、金剛出版（「治療技法と反技法」に改題））
（17）安永浩（一九七二）「精神療法総論の諸問題」平井富雄・原俊夫・保崎秀夫編『精神科治療学』五〇三－五一三、五三〇頁、金原出版（安永浩（二〇〇二）『精神科医のものの考え方―私の臨床経験から』一三－三一頁、金剛出版）
（18）笠原嘉（一九七〇）「内科・婦人科を初診することの多い『軽症うつ病』者について」『臨牀と研究』四七巻一号、一五二－一五六頁
（19）笠原嘉（一九七六）「神経症 第一節 総論」村上仁・満田久敏・大橋博司監修『精神医学 第三版』六八二－七二五頁、

医学書院
(20) 笠原嘉（二〇一八）「『小』精神療法のすすめ」『精神療法』四四巻四号、五二五－五二七頁、本書第1部に収録
(21) 池淵恵美（二〇一五）「『陰性症状』再考—統合失調症のリカバリーに向けて」『精神神経学雑誌』一一七巻三号、一七九－一九四頁
(22) 兼本浩祐（二〇一六）「精神病の症状構成の理解に役立つジャクソニズム—Jackson, H. の陰性症状と陽性症状を知る（記述精神症候学的な陰性・陽性症状との違い）」『精神科治療学』三一巻六号、七四九－七五四頁
(23) Berrios, G.E. (1985) Positive and negative symptoms and Jackson : A conceptual history. Archives of General Psychiatry, 42 (1) : 95-97.
(24) 大前晋（二〇一三）「『うつ病の人を励ましてはいけない』の起源を探せ」『精神医学史研究』一六巻一号、三－五頁、本書第3部に収録
(25) 笠原嘉（二〇一〇）「クリニックで診るこのごろの軽症統合失調症」『臨床精神薬理』一三巻九号、一七二九－一七四〇頁（笠原嘉（二〇一一）『笠原嘉臨床論集　外来精神医学という方法』一五九－一八六頁、みすず書房）
(26) 辻悟（一九八〇）「序論」辻悟編『治療精神医学—ケースカンファレンスと理論』一－二四頁、医学書院

# 第2部

# 「小精神療法」小史
## ——笠原先生に聞く

笠原　嘉×大前　晋

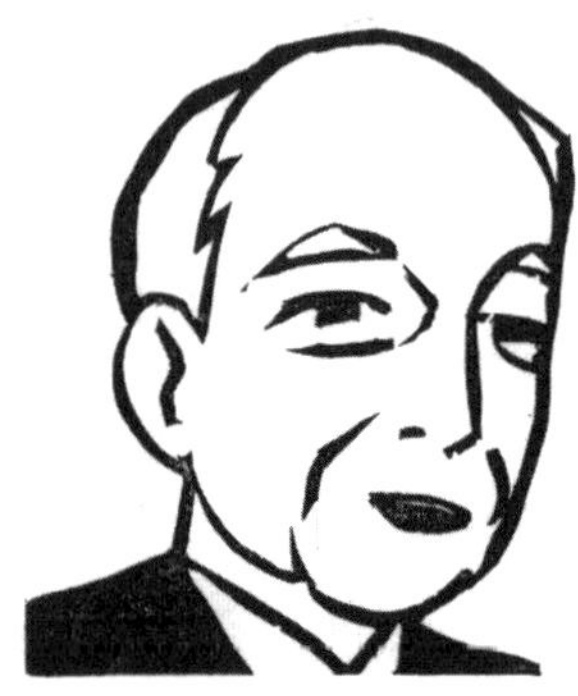

笠原　嘉（令和）

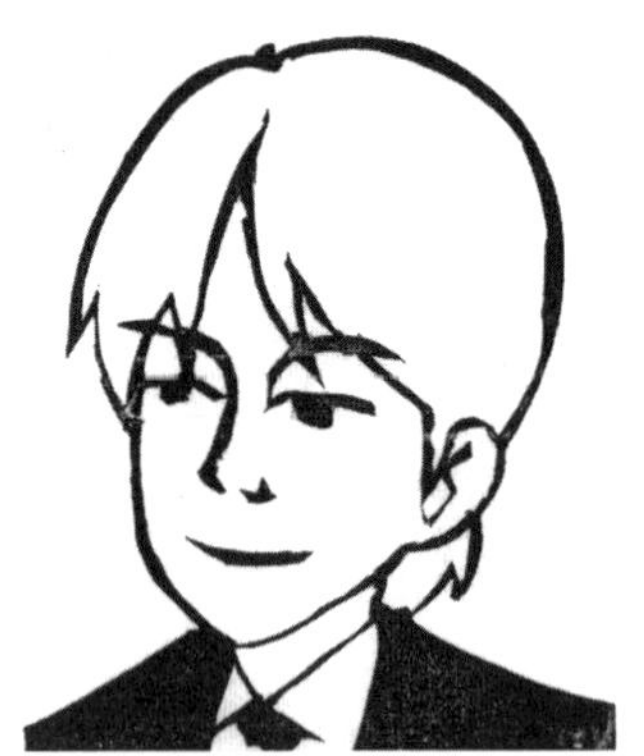

大前　晋

## 臨床の仕事を終えて

**大前**：笠原嘉先生に、「病後の生活史に寄りそう」というテーマ[1]でお話しいただきます。ご経歴は表1をご覧ください。

では笠原先生、去年すべての診療活動を終えられたそうですが、今の近況といいますか、ご生活はどんなふうでしょうか。

**笠原**：どうも恐れ入ります。こういう題が示しますように、私はもっぱら臨床的な仕事だけをしてまいりましたので、もうこれがなくなりますとただの人でして。医者でもありませんし学者でもありませんので、誠に楽です。毎日が日曜日になって、これほど楽だとは思いませんでした。なぜ、もっと早く辞めなかったのでしょうか。九十五歳というのはちょっとやり過ぎたかなと思いますが、病人を何人かずっと診てまいりますとなかなか辞めにくくて、とうとう九十五歳まで勤めました。

表1　笠原嘉先生　ご経歴

| | |
|---|---|
| 1928年 | 兵庫県神戸市生まれ<br>オードリー・ヘプバーンの1歳上 |
| 1952年 | 京都大学医学部医学科卒業、<br>京都大学医学部精神科 |
| 1953年 | 大阪市立医科大学精神科 |
| 1958年 | 京都大学医学部精神科 |
| 1959年 | 医学博士（京都大学） |
| 1966年 | 京都大学医学部精神科講師 |
| 1968年 | 京都大学医学部精神科助教授<br>（保健管理センター兼任） |
| 1972年 | 名古屋大学医学部精神科主任教授 |
| 1985～87年 | 名古屋大学医学部附属病院院長 |
| 1991年 | 名古屋大学定年退官，名誉教授<br>藤田保健衛生大学医学部精神科教授 |
| 1998年 | 藤田保健衛生大学定年退職<br>桜クリニック院長、後に名誉院長 |
| 2022年 | 診療活動を終了 |

で、もうこれからは何をしようかというところでございますが、何も特にやることがありませんので、今のところ困っておりますが。

**大前**：去年まで週何日ほど診療されていたのですか。

**笠原**：最後は週一日だけでした。二日になって一日になって〇日にしました。

**大前**：徐々に減らしたのですか。週一日でも、なくなるとかなり楽ですか。

**笠原**：楽です。もうしたいと思いません。

**大前**：もう十分じゃないでしょうか。

**笠原**：少し無理していたのかと思います。

**大前**：もう七十五年近く、診療をされていたのですね。中山書店の自伝『精神科と私[2]』では、大学関係、教職からすべて降りられた時に、それまで悩んでいた自律神経系の症状がすっかりなくなって随分楽になったというふうに書かれていました。それでも、やっぱり診療を続けられて、それなりの重たさをやはり感じられていたのですね。

**笠原**：あったと思いますね。今はもう嫌になるほど寝るんですね。十時間ぐらい寝るんですが、これはぼけたんでしょうか、それともいろんなことから解放されて眠りができるようになったと考えられるか分かりませんが。

**大前**：大体皆さん寝られない悩みのほうを語ることが多いので、とても結構かと思います。

**笠原**：そうですね。そういうわけで、もう何ということもありません。

**表2　疾病概念の比較（精神分裂病から統合失調症へ）**
（文献3より引用）

| | 精神分裂病（旧） | 統合失調症 |
|---|---|---|
| 疾病概念 | 一疾患単位<br>（早発痴呆が中核） | 特有の症状群<br>（多因子性） |
| 指標 | 脳の発症脆弱性で規定 | 臨床症状群で規定 |
| 疾病と人格 | 不可分 | 別の次元 |
| 原因 | 不明 | 神経伝達系の異常<br>成因に異種性が存在 |
| 重症度 | 重症 | 軽症化 |
| 予後 | 不良 | 過半数が回復 |
| 病名告知／心理教育 | 困難 | 容易 |
| 治療 | 主に薬物療法 | 薬物療法と心理社会療法 |

**大前**：それでは、今回のテーマ「病後の生活史」についてお話しいただきます。これを機会に笠原先生が書かれたものを振り返ってみると、内因性精神病、とくに精神分裂病の精神療法というのが一貫したテーマだったように思います。

ちなみに、スキゾフレニアは現代においては統合失調症と呼ぶべきなのでしょうが、今回は歴史的背景も配慮して、あえて精神分裂病という古い用語を利用しようと思うのですけれども、よろしいでしょうか。[脚注1]

**笠原**：結構です。

（脚注1）歴史的文脈では「精神分裂病」、現代精神医学の文脈では「統合失調症」の語を用いる。日本精神神経学会が、精神分裂病と統合失調症の概念の違いを表にしている[3]（表2）。

# 笠原先生の精神医学事始め――京都大学医学部精神医学講座へ

## 京都大学医学部芝蘭会『醫學春秋』

**大前**：では、笠原先生の精神科医としての原点からお聞かせください。

**笠原**：なぜ精神科に進んだのかと私が考えるに、医学生のときに満田久敏先生と村上仁先生の話が載っている学生の雑誌のようなものがあり、それを読みました。

**大前**：京都大学の大学生向けの雑誌ですか。

**笠原**：醫學春秋(4)という名前だった気がします（コラム1）。すごい名前が付いていました。その雑誌には春と秋に特集号が出て、その特集号の一つだったと思います。精神科の紹介のようなものでした。ひょっとしたら、それに精神療法のことが書いてあったかもしれません。それに触発されたのでしょうか。その辺りのことはもう分かりません。みんな最後にどこの科行くかということで迷っていた時期で。私は精神科を何となく望んでいたけれど、親や祖父なんかに反対されて少し躊躇していたのですが、この特集を読んで、やはり精神科へ行こうと決意をいたしました。そういう意味で、この『醫學春秋』は私にとって、記念すべき論文集です。

## （コラム1）醫學春秋

『醫學春秋』は京都大学医学部芝蘭（しらん）会の会報である。笠原先生が学生時代の一九五〇年に第一集が出版された（図1）。それは脳神経科、精神神経学領域の特集で、巻頭論文が満田久敏著「内因性精神病の分類について」、その次が村上仁著「神經症と精神分裂病の關聯に就て」だった（図2）。他にも、後出する平澤一の御尊父で、のちに京都大学総長を務めた学長の平澤興の寄稿など豪華執筆陣だった。

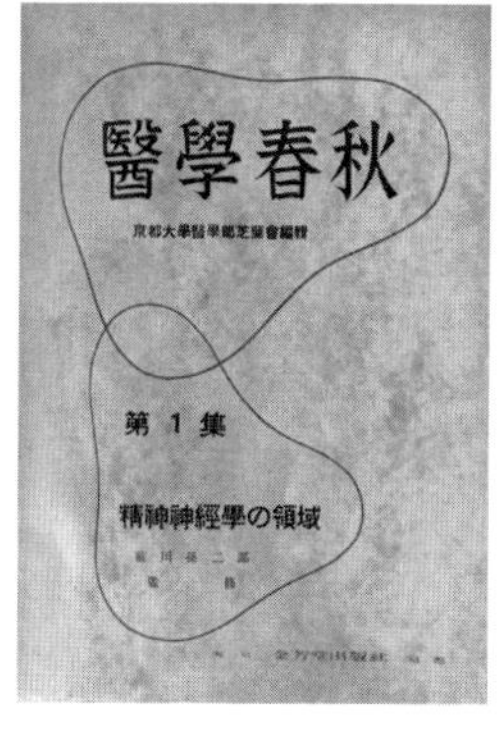


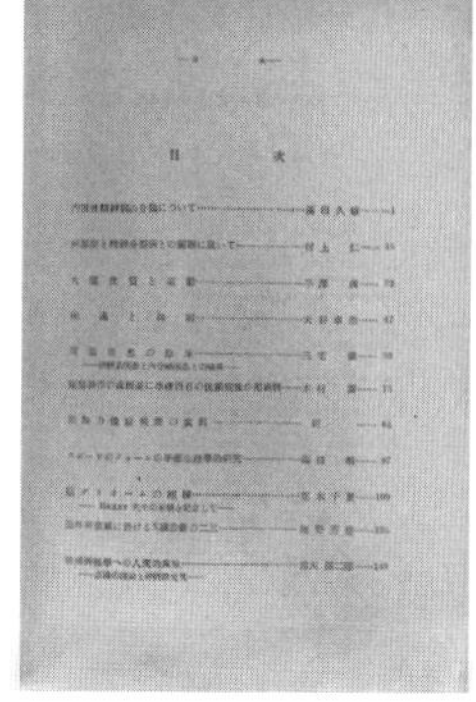
目　次

図1　『醫學春秋』表紙と目次

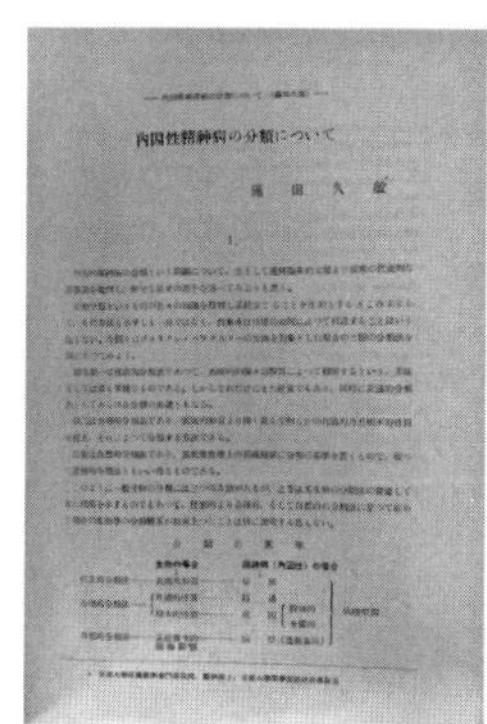
內因性精神病の分類について

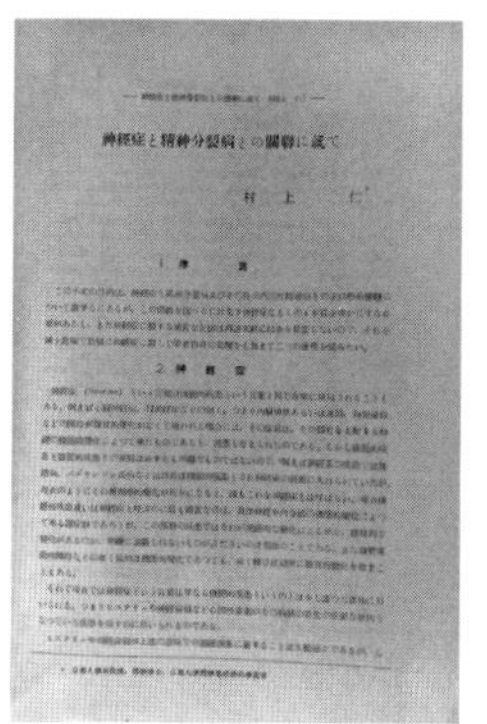
神經症と精神分裂病との關聯に就て

村　上　仁

図2　『醫學春秋』満田論文と村上論文

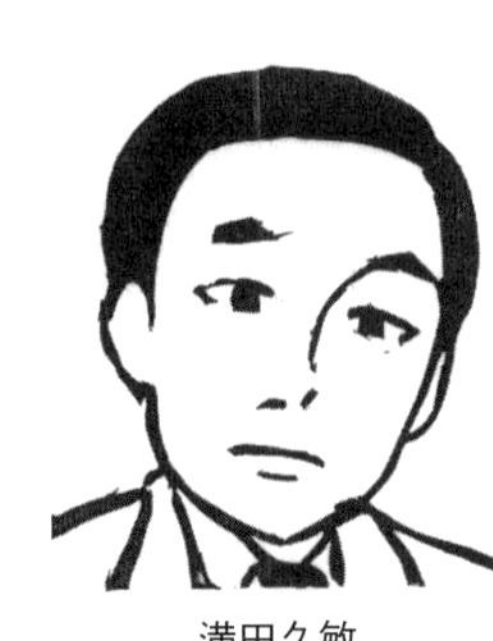
満田久敏

**大前**：当時、満田先生が京都大学の医学専門部のほうの教授で、村上先生は京都大学医学部のほうの助教授でいらしたのですね。

**笠原**：はい。

**大前**：だから、主任教授が三浦百重先生の時代ですね。

**笠原**：ええ、そうです。村上先生と満田先生は教授を争われたのですね。で、下馬評は満田先生ということだったんでしょうが、どういうわけか村上先生に、ふたを開けたらなったということでございますね。

**大前**：満田先生は、王道の遺伝学ですからね。

**笠原**：そうですね。そして、非定型精神病[5]という、DSM-Ⅲにもない分類をお作りになったんで、それは京都大学にとっても誇るべきことで、いまだに京都大学出身者は満田の非定型精神病という診断概念を持っておりますね。

**大前**：そうなのですね。それで、先生が入局されたのが一九五二年、日本が戦争の疲弊から立ち直りつつあった時期です。京都大学精神科の図書室に雑誌が海外から届いていて、非常に充実していたという話を書かれていました。

**笠原**：ええ、意外に京都大学の精神科の図書室は立派でして、ヨーロッパの雑誌が随分並んでいました。ヨーロッパは間もなく王座を米国に譲るんですけども、この戦後十年ぐらいは立派な論文が多かったんではないかと、ドイツ語の論文が多かったんじゃないかと思いますね。で、結構次から次に、読む論文がありまして、暇があると図書室へ行っていました。その頃、まだ図書室へそんなに行く人は多くなくて。

**大前**：そうだったのですか。

**笠原**：少しすると、木村先生だとかそういう人が入ってきて。木村敏先生ですね。

**大前**：三年後輩になるのですね。

**笠原**：ええ、三年後輩ですね。で、彼が言うには、「笠原はその頃、パウライコフのことばっかり言っていた」と。

**大前**：ベルンハルト・パウライコフ。

**笠原**：ええ。木村君が言うんですから、その通りだったんだと思います。

**大前**：木村先生は、もっと思弁的というか、形而上学的と言っていいのかな、哲学に親近性のつよいルートヴィヒ・ビンスワンガーだとか、あとはカール・ペーター・キスカーだとかヴォルフガング・ブランケンブルクがお好きで、パウライコフは一定の評価はされているものの、どちらかというと実用的な話が多くといってやや下に見ているニュアンスでした。

**笠原**：そうですね。私は、ちょっと哲学に過ぎるのは医学にどうしても合わないんじゃないかと思ってたもんですから、パウライコフのような人に近づきましたね。

**大前**：パウライコフも先生も実用的、臨床的に有用なお話が多いですね。

**笠原**：そうですね。私は、ずっと一生、実用に類する話ばかりしてましたね。木村先生は、初めから哲学が少し入らないとお気に召さないという、そういう人でしたから。

**大前**：笠原先生も、いわゆる「出立（しゅったつ）」と「合体（がったい）」という人間学的概念を論じた「内因性精神病の発病に直接前駆する『心的要因』について[6]」と「精神医学における人間学の方法[7]」と、二つの論文を近接して書かれました。

**笠原**：あれは、もう人間学から決別しようと思って書いたんです。

**大前**：そうですか。決別するために、卒業論文のように何か一つ書いておくという。

**笠原**：そうそう、そういう意味ですね。結構ちゃんとした論文なんですけど。

**大前**：書いている段階ですでに、もう一区切りのつもりでしたか。

**笠原**：これは役に立たないと思っていました。

**大前**：当時反響がなかったとおっしゃいますが、少なくとも東京大学の分院では読まれていました。私も引用しています[8]。きちんと感想をお伝えすればよかったのですが……。

**笠原**：人間学はどうも私のような関西人には相性が悪いです。

**大前**：木村先生は関西でなくて岐阜の人ですか。

**笠原**：あの人は国際的です。父上がやはり京大出身の内科医で、病院長を各地でなさっていたと聞きますから。

**大前**：コスモポリタンですね。

笠原：そうですね。

## 精神病理学の黄金時代——ドイツと日本のピークのずれ

大前：『出立・合体』の文献リストには、フォン・バイヤー、ブランケンブルク、ブロイティガム、ビュルガー－プリンツ、ヘフナー、ヤンツァーリク、クーレンカンプ、キスカー、キールホルツ、クレッチマー、ランゲ、マトゥセック、パウライコフ、ペトリローヴィチ、シュルテ、テレンバッハ、ヴァイトブレヒトなどなどが載っています。錚々たる顔ぶれですね。

笠原：そうですね。そういう人たちがずっと並んでた時代ですね。戦後、一過性に特にドイツ文献が非常に豊かになった時代です。そういった時代の名残りは、間もなくなくなるのです。

大前：ドイツにおける精神病理学研究は一九五〇年代に隆盛を迎え、一九六〇年代で終わる感じです。

笠原：そうです。戦後は非常にらん熟したのではないでしょうか。いい論文がたくさんあります。

大前：そのような時代だったと思います。

笠原：その頃はまだ、ドイツの精神病理に関心を向ける人はほとんどいませんでした。

大前：三浦先生の晩年ですか。

笠原：そうです。三浦先生もあまりそのようなことに関心がありません

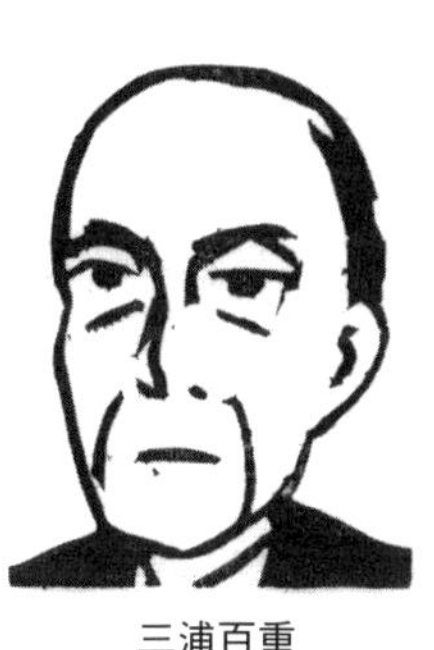

三浦百重

でした。[9]

**大前**：講義などはドイツ流の偉い先生の授業らしかったと言われていました。

**笠原**：そうですね。あの頃のことは懐かしいです。私はドイツ語がうまくしゃべれないのに、本はたくさん読みました。

**大前**：ええ。その後、薬物療法の普及と並行して精神薬理学が黎明を迎え、一方で精神病理学という学界が辺縁のほうに移っていってしまいます。少しあとに、ヴェルナー・ヤンツァーリクが「ネルフェンアルット」誌に精神病理学の危機について書いていました。[10] そこには、精神病理学が廃れた理由はいろいろあるだろうけれど、一番大きいのは薬物療法の発展ではないかとあります。要するに、精神病理学的な本質探究などせずとも、治せる薬が出てきたし、本質探究もむしろ薬理学から迫ったほうがよいのではないか、これ以上もう精神病理学には用などないのではないか、といった風潮が一番精神病理学にとっては打撃だったのではないかといいます。

**笠原**：今でも同じことが言えます。

**大前**：確かに、進行麻痺なんていうのは治し方が分かってしまうと、進行麻痺の精神病理学について論じる人はいなくなるわけですから。

**笠原**：そうですね。

**大前**：たしか先生も書かれていました。了解のなんのと難しい理屈をこねなくても薬を効かせればいいという人もいる。でも、そういう精神医学も貧しいものではないかという所感ですね。

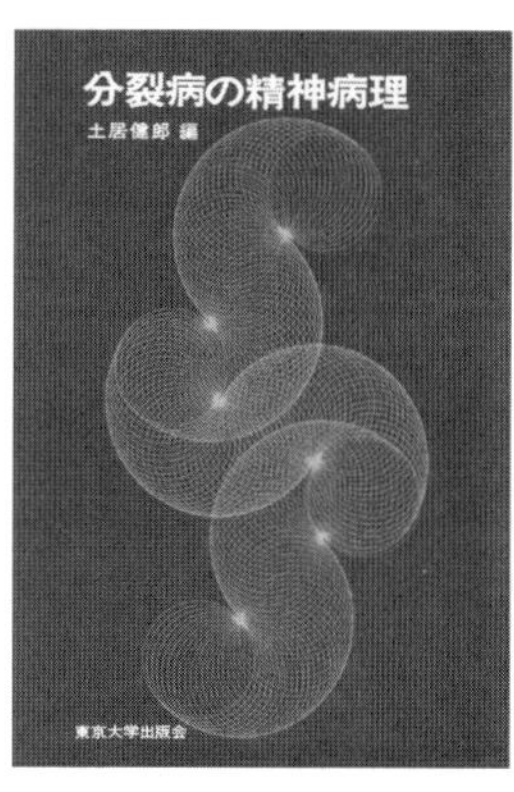


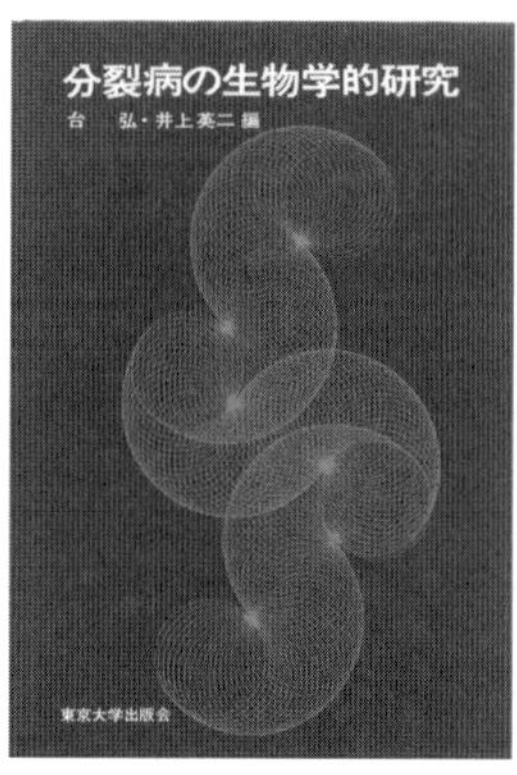


図３　土居健郎編『分裂病の精神病理』（1972.11.15.）と
台弘・井上英二編『分裂病の生物学的研究』（1973.3.30.）

笠原：そうですね。でもあまり哲学的になるのも無意味なのではないかと。

大前：臨床哲学方面に偏するのも何ですが、例えば薬さえ効けばいいといった、その一方でプラグマティックというのは褒め言葉なのか、けなし言葉なのか分かりませんが、あまりに実用主義が過ぎるのもいかがなものかと先生はおっしゃっています。

笠原：そうなのです。

大前：ただ日本の精神病理学はドイツと違って、クロルプロマジンが発売された一九五五年ぐらいから盛んになった印象があります。カール・ヤスパースの『精神病理學總論』日本語版（岩波書店[11]）は一九五三年から一九五六年にかけて出版されました。そして、薬物療法が定着した一九七〇年代にピークです、おそらく。『分裂病の精神病理』シリーズ（東京大学出版会）の出版が一九七二年に始まりますから、この違いは興味深いです。しかも土居健郎編『分裂病の精神病理』[12]（初版には「1」の巻数は記されていません）の四カ月後には、同じ東京大学出版会から台弘・井上英二編『分裂病の生物学的研究』[13]が出版されます。カバーを並べれば一目瞭然（図３）なように、これらは兄弟・姉妹の関係にあります。しかし、『精神病理』が一九八七年の第一六巻まで出版を重ねた一方で、『生物学的研究』は一冊のみで終了しました。それほど精神病理学が隆盛を誇ったのです。

**笠原**：どうしてでしょうね。

**大前**：分からないのですね。例えばアメリカにおける分裂病の精神療法なんかも、薬物療法が入ってくると語られなくなっていくのですけれども、日本はやはり薬が入ってくるとみんな熱心に語り出す。

ただある意味、薬物療法で患者さんもお話ししやすくなるし、精神療法的なアプローチもしやすくなるから、むしろ、日本のほうが当然と言えば当然じゃないかなと思います。ドイツの精神病理学の目的があくまで精神病の本質究明にあった一方で、日本の精神病理学の目的は本質究明よりも治療に置かれていたからかもしれません。

**笠原**：そうかもしれません。私は明らかに初めから本質を求めません。それまで、やっぱりお薬ができてから患者さんが物語をするようになりましたし、むしろお薬が少しできてからのほうが、精神病理学が面白くなったと言うべきでしょうか。

# 京都大学から大阪市立医科大学へ

## 分裂病の精神療法を志す

**大前**：それで笠原先生はすぐ、京都から一年で大阪市立医科大学のほうにかわられています。

**笠原**：はい。

**大前**：その当時は、そんなものだった。

**笠原**：そんなもんです。赴任先ですからね。助教授に呼ばれて二つか三つ候補がある、どこ行くと聞かれて。行きたいとこへ紹介するからと言って。私、神戸出身ですから、じゃ、大阪へ行きますと。で、大阪へ行ったんです。

**大前**：随分、京都とはまた雰囲気が違ったと思いますが。

**笠原**：違いますよね。でも、それは面白かったですけどね。何か京都の陰気くさいとこじゃなくて。

**大前**：教授の、阪本三郎先生でしたっけ。

**笠原**：ええ。

**大前**：阪本病院の院長先生ですね。

**笠原**：そうです、そうです。

**大前**：随分、村上先生とは雰囲気が違うのですね。

**笠原**：違いますね。実質的な指導医は太田幸雄（おおたゆきお）という講師でした。この人はずいぶん教育熱心で、ヤスパースの総論の講読を熱心にしてくれました。その影響は大きかったと思います。神経学の人だったのに、です。若くして亡くなられました。

**大前**：そこで先生は一九五四年ぐらいから、分裂病のインテンシブな精神療法を始められます。その頃はどういった環境でしたか。

**笠原**：それは、割合自由でしたかね、大阪は。自分のしたいことを、助手でも勝手にやらせてもらえるんで。それで、そこで大阪で二〜三人、インテンシブに診る分裂病の患者さんを持ちましたかね。

**大前**：じっくり診療できたのですね。

**笠原**：それが、とても自由にさせていただいたということが、精神療法に入っていく可能性を開いていただいたように思います。そういう意味で大阪市立医大というところはありがたいところだったと、今は思います。

**大前**：でも、そこで先生が引用されていた文献は、京都でお知りになったものですね。

**笠原**：そういうことですね。だから、京都は図書室と村上先生に影響を受けたんで、ずっとそれは引きずってましたね。神谷美恵子先生も図書室へよく来ておられました。

**大前**：三浦先生の時代ですか。

**笠原**：いいえ、村上先生になってからです。

**大前**：あまり神谷先生は京都に出入りされていたと伺っていませんでしたが、そうだったのですね。

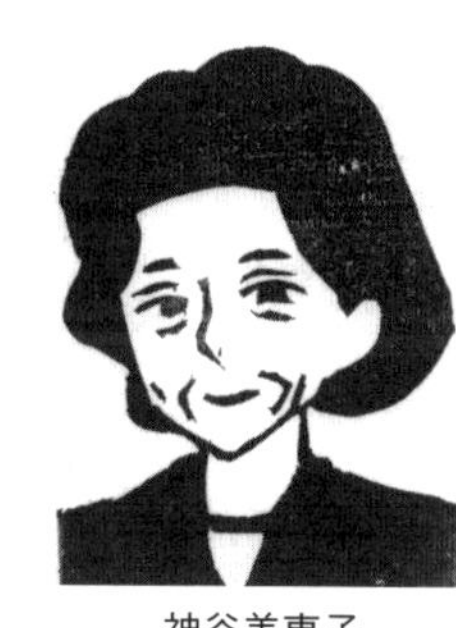
神谷美恵子

笠原：時々図書室でお話ししました。

大前：当時、仕事はどこでされていたのですか。もう長島愛生園にいらしたのですか。

笠原：長島です。神谷美恵子さんは、彼女の本を私が読むような仲です。全集を持っていました。そこに書いてあるらい病の話(脚注2)も面白いですが、少女時代の進駐軍の人とのやりとりとか、いろいろ面白い話が書いてあります。

## 分裂病に対する精神療法のデビュー作——病後の性格変化

大前：はじめて『精神神経学雑誌』に掲載されたものは、二十代分裂病女性に対するインテンシブな精神療法です。(14)これが今回の「病後の生活史」と符合するのですね。先生はこう書かれています。「治療に当たって予期もしなかったけれども、印象的だったのは、病前には控えめ、依存的で、同時に他人への失望と反感のため消極的な人間関係しか結べなかった彼女が、はるかに人と付き合いやすくなったことである。かくある対人関係の変化は、新しく獲得された態度と考えざるを得ない。私は、この事実にこそ精神療法的措置の真の効果を認めたい」。

（脚注2）現代ならば「ハンセン病」の語を用いるべきだが、ここでは歴史的文脈に沿って当時のように「らい病」と表記した。

やはり初めから先生は、病気の後の性格の変化、それも欠陥状態とか人格水準の低下などというネガティブな理解でなくて、むしろポジティブな方向を捉えられていました。覚えてらっしゃいますか。

**笠原**：ええ、覚えています。それは、その人がやっぱりちょっと特別でしたかね。非常にいいほうへ変わったものですから。あの頃の病棟を見ると、本当に哀れで、完全に治るとは到底思えませんでした。治る病気とは思いませんでしたし、せいぜいいかに軽くするかというか、病後をどのように安定させるかを考えていました。お母さんやお姉さんや、家族の人が必死でした。でも、要するに、どうも病人というのは必ずしもどんどん悪くなっていくというわけではないという感触を、その頃から持っていましたね。

**大前**：その論文の中で先生は、いわゆる早発性痴呆のような慢性進行性で非可逆的な経過をとるケースではなく、もう少し良好な経過をとるけれども、回復後の経過が長引くようなケースを対象としたと断っておられました。

**笠原**：それをクレペリン型から区別してブロイラー型だといっていたことがあります。いずれにしても、当時はそのようなケースが多かったです。初期に私が分裂病としてサイコセラピーの対象にしていたような人は非常に大変でした。薬が出てくる前ですから。後から薬ができてきましたが、あまり効きませんでした。薬の効き方が悪かった気がします。

## 分裂病に対する精神療法の第二作──自我収縮（ヴィンクラーとヘフナー）

大前：これと対になる論文がもう一本、こちらは精神病理学的考察が深められます。[15] ヴァルター・ヴィンクラー[16]とハインツ・ヘフナー[17]の Ich-Anachorese、自我収縮という概念が紹介されます。

笠原：あれはどこで発見したのだろうと思って、フェーデルンという人の本[18]を一所懸命、読みました。あれは英語で読みやすかったので。

大前：彼自身がオーストリアからアメリカへ移住しています。

笠原：あれは（ポール・）フェダーンと読むといいのか、（パウル・）フェーデルンと読むのがいいのか、分かりません。

大前：「メサイア」の作曲家をゲオルク・フリードリヒ・ヘンデルと呼ぶか、ジョージ・フレデリック・ハンドルと呼ぶかと同じです。神聖ローマ帝国生まれだからヘンデルと読むか、活躍したのは英国だからハンドルと読むかという問題です。ショパンはワルシャワではホピン、パリではショパン、もし成功しなければロンドンまで足をのばすつもりだったので、そうなればチョピンでした。パリで成功してよかったですね。

笠原：私はフェーデルンと読んで、ずっと紹介していました。

大前：小此木啓吾先生はフェダーンでした。そういえば、土居健郎先生はフロイトと表記せずにフロイドです。英語で勉強されたからでしょう。ただ、名前の読み方については、われわれが思うより、当事者がどちらでもいいとしている場合も多いようです。

**笠原**：フェーデルンのエゴサイコロジーの中に出てきます。

**大前**：フェダーンをヴィンクラーとヘフナーが引用していたのですね。

**笠原**：それであの概念を知ったわけです。確かに自我心理学なのです。

**大前**：ヘフナーは「自我収縮」「実存うつ病」（コラム４）のあとでテュービンゲン大学を離れ，ミュンヘン，ロンドンを経て，ハイデルベルク大学に移りました。

**笠原**：どのような人なのでしょうか。

**大前**：ハイデルベルクでは社会精神医学の領域を研究しています。そこでは主任教授のフォン・バイヤー，同年のキスカーと共同で，ナチ被迫害者の後遺症報告や，西ドイツ精神科医療緊急改革のための覚書を発表しました。一九七四年，フォン・バイヤーの後任を決めるハイデルベルクの教授選は，下馬評ではキスカーだろうという話でしたが，ヤンツァーリクが選ばれました[19]。木村先生は正直，あまりヤンツァーリクを評価されていなかったようで，残念とおっしゃっていました。

**笠原**：で，論文を村上先生にお見せしたら，「これは面白い」って言われたんです。このテーマで，村上仁先生の主導で，三重と岐阜で，講演会までさせていただきました。そういうことは当時も，その後も，あまりないことでしたから，村上先生のお気に召したのでしょうね。後にだいぶたってから宮本忠雄先生が，その「自我収縮」のことをもう一遍おっしゃってくださいました[20]。

**大前**：そうだったのですね。

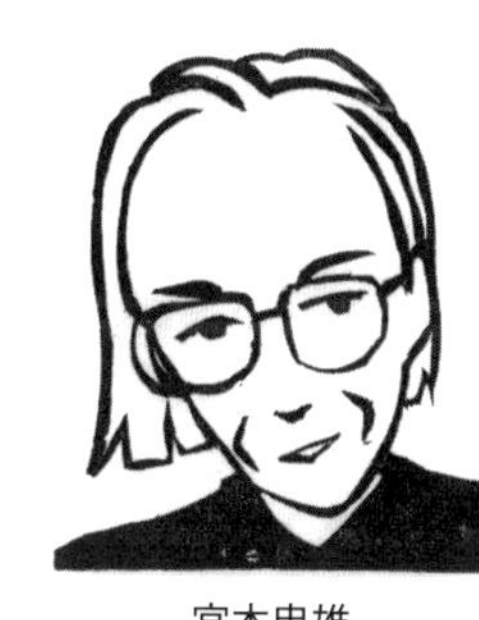
宮本忠雄

笠原：それは、私がまったく忘れてしまってから起こったことです。

大前：少し説明すると、症例で挙がっているのが、三十代後半のご婦人です。素封家の箱入り娘で育てられて。で、結婚生活がうまくいかなくて、お子さんはさずかったけど、結局は離婚して出戻って。そうした中で、お母さんがご病気で、その主治医に対して恋愛感情をもつのですね。

ただ、そのご婦人の生い立ちや当時の因習からいって、お母さんの主治医に恋愛感情をもつなんていうのはもってのほかです。そのご婦人もそれに耐えられないと。言い換えれば、自分の中にあるお母さんの主治医に対する恋愛感情を、自分では受け入れられない。そこで自我の領域を狭めてしまって、その恋愛感情を自我境界の外に押し出してしまう。しかし結果としてそれが再び自我領域の内部に侵入してきて、改めて幻聴として聞こえてくる、そういった説明でした。

笠原：そうですね。

大前：これは何か、確かにうまいこと言うなって。

笠原：そうですね。何かそういうふうに説明したくなるような方でしたね。どのような家かと思って、おうちへご一緒しました。

大前：患者さんのお宅を訪問されたのですか。

**笠原**：はい。昭和二十五年の精神衛生法で「座敷牢」（私宅監置）は否定されたとはいえ、まだ痕跡はありました。私の方も、そういう現場を見ておきたかったのです。この人の家も一見素封家なんですが、お父さんは勤めたことが一遍もないというふうな。骨董好きで、古美術品の話ばかりしていました。

**大前**：いわゆる道楽者ですか。

**笠原**：そうなのでしょう。私が往診したりしても、「ちょっと（こっちの古美術を）見てください」と言うような、そういう人でした。そういった環境ですから、あまり治そうと思っていなかったかもしれません。

**大前**：そういう特殊な環境なのですね。ここで先生が説明されているのは、ある心的布置において、その人の在来の投企と相いれない非常に強力な衝動が意識に侵入する。この患者さんの場合は、お母さんの主治医に対する恋愛感情ですね。

**笠原**：ええ。

**大前**：自我はもはや尋常の適応手段、例えば抑圧、昇華、代理形成などでもって対決できない場合、この衝動は意識内にとどまらざるを得ず、したがって激しい罪悪感と自責を生みます。そのため、この患者さんも幻聴がなくなってしまうと、自殺企図されます。

**笠原**：うん。

**大前**：ここでは妄想、幻聴の内容だけでなくて、形式やメカニズムまで食い込んだ説明がなされているのですね。

**笠原**：先生におっしゃっていただいて、思い出しました。以前に比べると分裂病は薬がよくなりましたから、私の小さなクリニックでも、妄想症だった人が長々と通ってきますし、私が辞めたら、その後、どうすればいいかと言って、しつこく手紙をくれる人が割とたくさんいます。ですから、分裂病の経過も捨てたものではありません。しかし、そのような人も、結婚でつまずいたりします。

**大前**：とくに男性ですか。

**笠原**：そのようなことを促したりしないことが大事です。代役を立てて、奥さんに働いてもらったり、弟が働いて弟に食わせてもらったり、そのような戦法を用いると、意外にうまくいく人はいました。やはり本当の分裂病です。

## 当時の精神科身体的治療

**大前**：当時の身体的治療は、どのようなものでしたか。

**笠原**：あの頃はインスリン・ショック療法のような、危ないことばかりしていました。あの当時をよく何事もなく過ごせたと思います。

**大前**：イソミタール・インタビューもしていましたか。

**笠原**：時々していました。それはあまり本質的な治療という意味ではありません。

**大前**：阪本教授の後任となる中脩三先生は九州大学時代の下田光造先生の弟子で、執着性格の論文を書いています[21]。当時は躁うつ病で九州大学病院に入院をすると、スルホナールを用いて持続睡眠療法をしていました。ところが、はじめスルホナールを輸入したのはいいけれども、適切な処方量が分からず、多く与え過ぎて、そのまま亡くなった人が結構いたと書いてありました。なんとも現代からは信じられない時代です。

**笠原**：あの治療法は効かなかったのではありませんか。

**大前**：ただ新福尚武先生によると、持続睡眠療法は治る人はきれいに治ったそうです[22]。

**笠原**：新福先生は山陰にいましたか。

**大前**：新福先生は確かもともとは九州帝国大学で下田先生に師事し、後に鳥取大学、そこから、東京慈恵会医科大学に移られました。

**笠原**：だから、それまで先生が診ていた鳥取のうつ病とまったく違ったらしく、東京に来てからはだいぶ違うと言っておられました。恐らく軽かったのでしょう。都会は軽症のうつ病のほうが多かったのです。

**大前**：新福先生は、元は鳥取でも、慈恵医大に移られてから軽症うつ病などの啓蒙で活躍されました。仮面うつ病の本[23]なども書いていらっしゃいます。

**笠原**：大熊先生も鳥取でしたか。

**大前**：大熊輝雄先生も鳥取にいらっしゃいました。鳥取から東北です。そのように考えると下田光造先生にはじまる鳥取の精神医学の輝かしい系譜があるのですね。下田先生はおそらく執着性格の症例を福岡（九州帝国大学）と鳥取で見たのでしょう。あの時代の重症の躁うつ病です。

## 薬物療法と精神療法

大前：先生の分裂病の精神療法報告では、一例で既にクロルプロマジンを投与したと書かれています。精神分裂病でも精神療法的な働きかけにより、容易に疎通性を獲得できた、プレコックスゲフュールという意味ではそれほど重症ではなく、接触がとりやすかったケースであると書いてあります。

（コラム2）　**プレコックスゲフュール**

プレコックスゲフュールは、スキゾフレニアが統合失調症でなく精神分裂病だった時代に重用された直観的な診断ツールである。オランダの精神科医ヘンリクス・リュムケ（一八九三－一九六七）が提示した。それは、精神分裂病患者に遭遇したときの臨床家が覚える特有の主観的体験に根ざしている。[24]

パラグロシらの要約によれば、この体験は二つの本質的な側面によって特徴づけられる。主観的な側面は、精神分裂病性の自閉によって間主観的空間が根本的に変容してしまうため、臨床家による共感の努力がはねつけられてしまう有り様であり、また、ゲシュタルト的で客観的な側面は、臨床家による観察の積み重ねによって得られる、暗黙の類型化プロセスに根ざしている。[25]

精神分裂病の人と向き合った際にしばしば襲われるこのような感覚は、多くの臨床家が経験しているだろ

う。ただしリュムケ自身の論述は体系化とはほど遠く，記載の重点も時流に即して変化している。(24)
さらにその診断学的意義となると，検証も反証も困難である。いわんや評価者間信頼性においてをやである。そのため，各臨床家によって都合よく解釈された結果，恣意的な分裂病のレッテル貼りの横行に利用されたきらいは否めない。したがってＤＳＭ－Ⅲをはじめとする操作的診断基準には採用されず，この概念は統合失調症の現代には忘れられてしまった。

**笠原**：うん。だんだんお薬ができてくるし良くなってくる患者さんがたくさんいるから，それ見たことかというような感じがありましたね。

**大前**：そうですね。だから，笠原先生にとっての分裂病の精神療法というのは，基本的にはもうクロルプロマジン以降。

**笠原**：ええ，そうですね。

**大前**：薬物療法が基本だということですね。

**笠原**：ええ，ええ。薬物療法あっての精神療法ですかね。私は今でも，薬に容易に反応する人とまったく反応の悪い人がいると思います。いずれにしても，難しいケースを扱っていましたが，たっての願いを容れて往診をしたりしていたので，経済的には多少いい家庭の人だったように思います。

**大前**：国民皆保険制度の制定前ですね。ちなみに，クロルプロマジンの報告が一九五二年，日本発売が一九五五年、イミプラミンの報告が一九五七年で、日本発売が一九五九年です。だから、まさに先生がフレッシュマンだった頃に薬物療法の波が入ってきて。

笠原：そうです、ええ。いかに使うかということについて、私は私なりの手法をいろいろ考えましたから、お薬については僕もそれなりに研鑽を積んだつもりです。同時にお薬を使うと、やっぱり明らかに良くなっていますので。

## 近代精神科薬物療法の黎明期における精神分裂病の精神療法

大前：そうですね。近代精神科薬物療法の黎明期において、内因性精神病の精神療法の報告は一部の精神分析領域にある程度で、それも『精神神経学雑誌』のような精神科専門誌でなく、総合医学雑誌や一般向け教養雑誌でしか論じられていません。統合失調症に対する精神療法的アプローチの効果を全否定する人などほとんどいない現代と比較すると、隔世の感があります。当時、先生が実践された精神分裂病の精神療法という報告は、結構、当時の常識からいってよくいえば冒険的、悪く言えば突拍子もない発表だったように思います。

でも分裂病に対する精神療法は、先生にとって確かな手ごたえがありました。つまり先生は、周りの人が本当に役立つのか疑問に思っている領域に打って出ているわけです。

笠原：ばかなことをしていると、皆が言っていました。病棟へ行くと上の先生が、おまえ、本当にそう思っているのかと言って、いつも揶揄されました。

**大前**：しかもそこは卒業した京都ではなく、出先の大阪でした。揶揄されながらも、その道を進んでゆく情熱はどこから来たのですか。

**笠原**：はじめたのは京都の時代です。それを大阪へももっていったのですが、それはやはり患者さんの引力でしょう。患者さんと付き合うと放っておけなくなったのです。

**大前**：とくに第一報は勇気ある報告でしょう。陽性転移もなんのそのでしたか。

**笠原**：教授会もなんのその、平気でそのようなことをしていました。

**大前**：これが、先生が二十代後半から三十歳前頃ですか。

**笠原**：それは何年ですか。

**大前**：一九五九年一月です。

**笠原**：一九五九年ですか。私は一九二八年生まれです。

**大前**：実質は一九五八年中には仕上がっていたはずです。

**笠原**：日本大学の井村恒郎先生はその頃、「分裂病の精神療法の可能性」というような話をどこかでしていました。

（コラム3）

## 精神分裂病に対する当時の精神療法

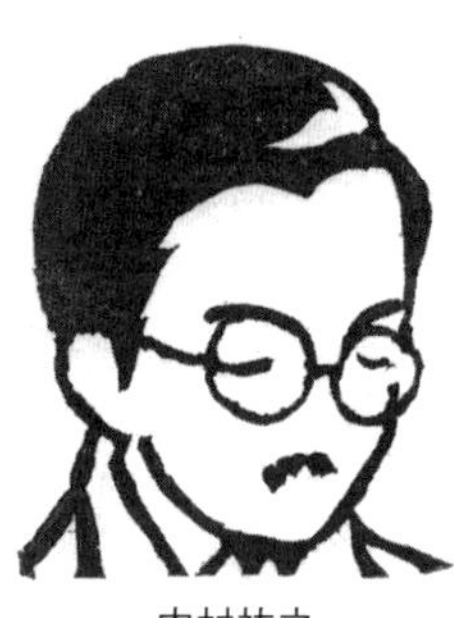
内村祐之

　ドイツでは一九五四年にクルト・シュナイダーが、内因性精神病の精神療法を論じた。[26] そこでシュナイダーは、うつ病に対する精神療法はまったく無効であると断定している。ただし、分裂病はうつ病よりもずっと心理学的な働きかけに反応するので、精神療法の可能性は十分にあるし、有効に見えるケースも少なくないともいう。そこでシュナイダーは、フロム-ライヒマンなどの新フロイト主義にも触れている。彼は通常思われているような、頭の固い教条主義者ではなかった。ただし、彼はつけ加える。精神療法が効果をあらわしたからといって、それは精神分析の理論、特に心因論の正しさを保証しない。役に立つかもしれないが、役に立つものすべてが許されるわけではない。こういうまとめ方がいかにもシュナイダーである。ちなみにシュナイダーはその前、一九四七年にショック療法についても同じように語っている。[27] 彼はすでに有用性と妥当性の違いを認識していた。

　日本では、一九五三年に内村祐之が音頭を取って翻訳したヤスパースの『精神病理學總論』上・中・下三分冊の上巻が出版された。[11] 内村がヤスパースを広く紹介した理由の一つは、第二次大戦後の、米国からの急

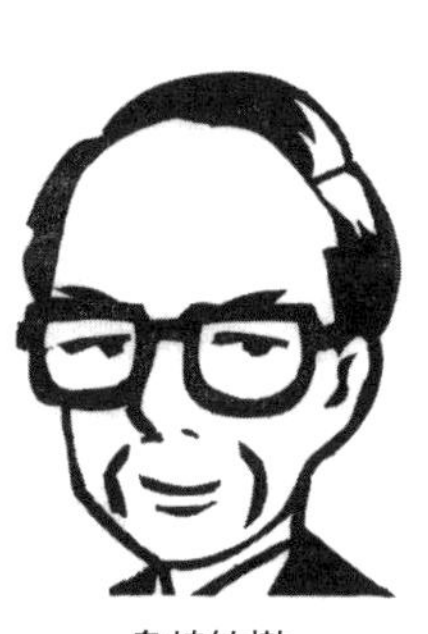
島崎敏樹

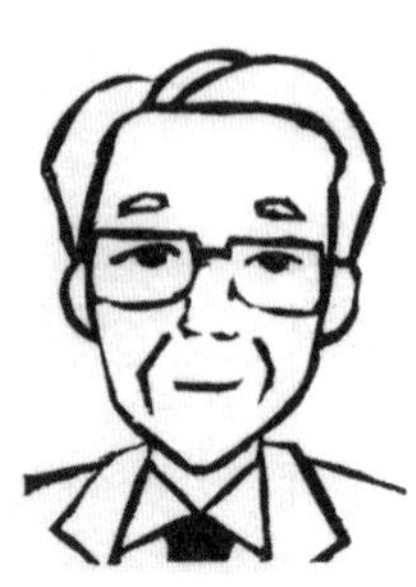
土居健郎

速な精神分析学の流入に対する危機感・牽制である。[28] ちなみに内村自身は一九二七年、ドイツ留学からの帰国途上に米国に立ち寄って諸施設を訪問したが、当時の米国精神医学には見るべきものが少なかったので、もっぱらメジャーリーグを享楽して帰国したと意気軒昂に語っていた。

内村のヤスパース紹介の準備は周到だった。岩波書店「思想」一九五二年十二月号（通巻三四二号）では宮城音彌が音頭をとった『最近の精神分析學』が特集された。懸田克躬『精神分析学の系譜』、井村恒郎『新フロイド派について』など豪華執筆陣である。同じ号で内村門下の西丸四方と島崎敏樹は、特集とは別建ての「世界の學界」記事としてヤスパースの精神分析批判論文（一九五〇）を翻訳・紹介した。[29] さらに一九五四年の精神神経学会で内村は自らの肝いりで「Karl Jaspers の精神分析批判をめぐって[30]」というシンポジウムを催した。シンポジストは、島崎敏樹（ヤスパースの精神分析批判の紹介[31]）、石川清[32]、土居健郎[33]である。ただ一人アウェイから精神分析擁護の立場を背負って登壇した土居にとっては、かなり厳しい立場を強いられた会だった。

ただこの一方で、同時期に村上仁が、日本醫事新報で分裂病の精神療法について論じている。[34] その頃、村上はセシュエーの『分裂病の少女の手記[35]』を翻訳していた。その書では、ひとまとめに分裂病といっても、

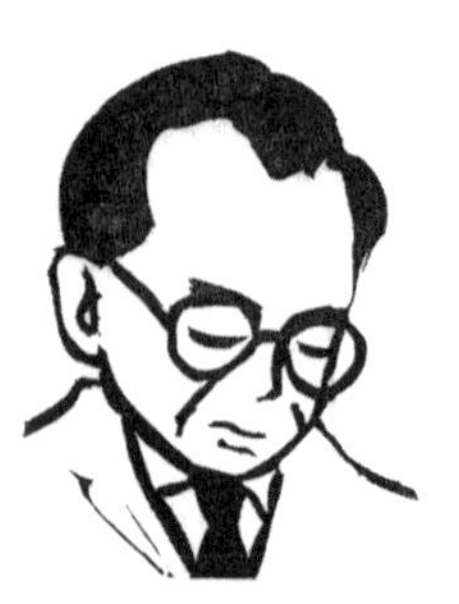
井村恒郎

その中には明らかに精神療法が有効な群がいる。すなわち、器質性精神障害に近い慢性進行性で不可逆性の経過をとるいわゆる早発性痴呆とは別に、精神療法的働き掛けの効果が期待できる、当時で言う境界型の分裂病群がいる。別の言い方をすれば、プレコックスゲフュールがあまり感じられない一群がいる。これは、サリヴァンやフロム-ライヒマンに通じる指摘である。

もう一人、日本大学の井村恒郎（彼ももとは内村門下である）が、進駐軍による図書館の開放をうけて第二次大戦中にはアクセスできなかった米国の文献を渉猟し、その成果を精力的に発表していく。井村は日本におけるサリヴァン受容の源流である。一九五六年の四月、すなわちヤスパースの精神分析批判の二年後の精神神経学会のシンポジウムで、井村は「分裂病の心因論」という題で分裂病の心理療法について発表した。[36]

**大前**：井村先生の著作集[36]に掲載されています。

**笠原**：そのときに私の論文を見て、興味を持ってくださったらしく、村上先生に問い合わせたら、新人ですと答えられたようです。

**大前**：村上先生がよく知らないとおっしゃったのですか。

**笠原**：論文は読んでもらったけど、京都へ帰ってすぐのときですから、知らないんだよね。

**大前**：それはこれが『精神神経学雑誌』に掲載される前のお話ですか。

**笠原**：前です。

**大前**：井村先生は、どこでご存じになったのでしょうか。

**笠原**：その前に近畿地方会でも話した[37]と思います。

**大前**：井村先生こそ、脳病理というか、後の神経心理の領域を研究したり、精神療法を研究したり、家族研究をしたり、領域横断的に研究されていました。

**笠原**：多面的な人でした。秀才でしょう。

## うつ病に対する当時の精神療法

**大前**：ちなみにこの頃うつ病に対する精神療法は、分裂病以上に見込みがないと思われていました。シュナイダーは、（コラム3のように）ドイツ医学週刊誌という一般医学雑誌で、うつ病に対して精神療法はまったく無効だと断言します[26]。ですから、あなたが精神療法を行ったうつ病の人が回復したとするならば、それはあなたが治したのではなく、たまたま軽快するタイミングに出会っただけなのか、その人はうつ病でなかったか、どちらかでしかないと書いてあります。これが一九五四年です。

間もなくして、イミプラミンが発売されます。三環系抗うつ薬ですね。すると、軽症のうつ病症例が精神療法のリーチに入ってきます。一九六二年にヴァルター・シュルテが、シュナイダーと同じドイツ医学週刊誌で、うつ病の精神療法、メランコリーに対する精神療法的手だてという論文を書きました[38]。うつ病の人の苦痛は悲しみにあるのではない。悲しめないという事実にある。いわゆる悲哀不能です。恐らく、ドイツのエスタブリッシュされた医師がうつ病の精神療法について書いた最初期の論文のひとつです（コラム４）。一九五四年のシュナイダーと一九六二年のシュルテでは、ハイデルベルクとテュービンゲンの違いもあるでしょうけれども、やはりその間に薬物療法が確立されたというのがすごく大きい事件だったと思います。薬物療法によって病態水準が改善して言語的やりとりができる患者さんが増えてきたのと、薬物療法をめぐる医師患者間のやりとりそれ自体のもつ精神療法的な側面という副産物が大きかったのではないでしょうか。

**（コラム４）　うつ病に対する精神療法のはじまり**

ここで論じているうつ病と一致する病態は、すでに一八八六年にデンマークの（精神科医でなく神経医の）カール・ランゲが「周期性抑うつ状態」として報告している。そこでランゲは、「心理学的視点から治療されるのは不幸である」というように、精神療法の効果を否定している。さらに彼は「患者たちはみじめな思いをするのを嫌がって会社や日常の義務から退却しようとするが、それを許してはならない」「不活発な神経系に対しては精神的な刺激が必要である」「したがって可能な限り，患者は変化する強い刺激にさらされ続けるべきである」というような過酷、あまりにも過酷な治療方針を指示していた。(39)

うつ病の精神療法については、シュルテの先駆者たちがいる。一九四九年にミュンスター大学のフリードリヒ・マウツは、うつ病に対する電気けいれん療法の普及によって、精神療法可能性もまた高まったと論じた。

「うつ病が身体の病いだからといって、その事実が精神療法可能性を妨げるわけではない」「うつ病の精神療法は（神経症治療のような）抑圧されたコンプレックスを置きかえるようなものではない」「医師との対話は（中略）、患者がもっとも客観的価値を持っていると信じ込んでいる、能力と外面的成功の価値を二の次三の次に降格させ、愛への傾性こそを精神の向かうべき最高価値とするように調律を促す」と論じた。[40] なお、このマウツのもうひとつの顔についてては後のコラム６で詳説する。

精神分裂病において自我収縮理論を展開したテュービンゲン大学のヘフナーとヴィンクラーは、うつ病に対しても病態解釈と治療的手立ての探索をすすめていた。ヘフナー（一九五四）は実存うつ病の報告にて、シュナイダーの生気的抑うつの発症過程をクレッチマー流の病前性格論・価値構造論・鍵体験といった概念を駆使して解釈した。[41] いわば「敏感関係妄想」のうつ病版である。ついでヴィンクラー（一九五八）は、複合的でない（状況因的要素の少ない純遺伝学的・体質学的な）抑うつは電気けいれん療法のみで治療できるが、実存うつ病のような複合的な（状況因的要素の大きい）抑うつに対しては、ヘフナー流の解釈が患者との接触のための橋を架けてくれると論じた。[42] ヴィンクラーによれば、軽症うつ病に対する精神療法は原因療法ではないが、身体的治療を行いながら患者に接近するための態度・姿勢の指針を与えてくれる。軽症内因性うつ病に対しては、身体的治療と精神療法は相補的にはたらく。

あとは電気けいれん療法よりも簡便な、外来の軽症例にふさわしい身体的治療法の発見を待つだけだった。そこでイミプラミンの普及を待ってあらわれたのが、シュルテの論考である。

笠原：まったくそうでしょう。少なくともその辺りに注意を集中するかどうかの違いがあります。シュルテの『精神療法研究[43]』はいい本です。

大前：飯田眞先生と中井久夫先生が訳されたシュルテの『精神療法研究』は、現在手に入りません。あまりに惜しいので、私が月に一回、若い先生を集めて読書会をしています。

笠原：そのようなものが東京大学ではあるのですか。

大前：東京大学ではなく、虎の門病院で催していて、そこに東京大学の若手が一人か二人、来ている感じです。

笠原：それは頼もしいです。

大前：私の印象では後期研修一年目や二年目の頃は精神療法に興味を持ってくれる先生も、五年や十年もたつと、自分の専門領域に集中してしまいます。昔はよかったじゃないですけれども、今風の、はやりのマインドフルネスや認知行動療法などにはすごく聞く耳を持ってくれても、あのような古いものを読書会でとりあげても、なかなか興味を持ってくれません。

笠原：けれども、テュービンゲン大学のあの人たちの仕事は残ると思います。

# 京都に戻る

## 村上仁先生の薫陶を受けて

**大前**：村上先生が分裂病の精神療法に興味をお持ちだったから、笠原先生もこの領域の研究を始めたのだと思っていました。そうではなかったのですね。偶然だったのですか。

**笠原**：偶然です。

**大前**：偶然なら、村上先生はきっとうれしく思われたでしょう。『精神科と私』[2]では、先生が京都に戻られたそのときに村上先生が主任教授に就任され、分裂病の精神療法研究をとても注目して励ましてくださったと書かれていました。それが一九五八年頃です。

**笠原**：ちょうど彼がセシュエーの『分裂病の少女の手記[35]』でお乳をやるように、あのような治療法をした例を発表した、すぐ後です。村上先生はその頃、精神療法にもう少し行けるのではないかと思っていたのではないでしょうか。満田先生が教授になっていたら、私などは帰れなかったかもしれない、と思います。京都ではほかに誰も精神療法などとばかなことを言う人はいませんでした。

**大前**：当時の日本の先生で、分裂病の精神療法を論じていた方はいないと思います。

**笠原**：私は会ったことはありませんが、小坂英世という先生が東京にいました。小坂さんのことは最近、林直樹先生が書かれていました[44]。すごい人だと思いました。ほかに日本でそのようなことをする人はいませんでした。

大前：ですから、きっと村上先生の目に止まったのでしょう。

笠原：変な人がいると注目したのでしょう。

大前：薬物療法のトピックが席巻していた時期ですから。

笠原：ええ、そうですね。やっぱり世の中は、もう薬の効果を論じることに忙しかったですから。でも、同時に、非常にお薬で良くなってくるんだが、それだけでは終わらないんで。どういうふうに励ますかとか、どういうふうに使うとか、そういう技術的な問題が同時に起こりましたね。それはやはり、そこも精神科医がちゃんとしないと、かえってまずいんじゃないかと思って、そのことは結構若い人相手にいろいろ考えました。

大前：そこで村上先生が、分裂病の精神療法で学位を取るように勧められたと。

笠原：そうです。それこそお困りになったんじゃないでしょうかね、教授会では。

大前：それは、学位論文として通すためにですか。

笠原：ええ、通すために。でも、全然何にもおっしゃいませんでした。当事者の僕のほうがひやひやしてましたけど。

大前：一九五九年だから、『精神神経学雑誌』に掲載されたその年だったのですね。

笠原：ええ。

## 平澤一先生の軽症うつ病研究

大前：『精神科と私』(2)には、京都に戻られる際、講師のポストは平澤一先生に譲ったと書かれてありました。これは本来、笠原先生が講師に就く予定だったのですか。

笠原：村上先生は、私に講師で帰ってこいと言っていました。けれども、いざ、帰ると平澤先生がいて、譲らざるをえなくて。実は講師になるには条件があり、私は年限が足りませんでした。もう少し早く講師になっていれば、何かいいことがあった気がします。忘れてしまいました。勲章でしたでしょうか。私は勲章はいらないから、どちらでもいいですが、何かそのようなことがありました。講師には、なれるときはなっておいたほうがいいです。

大前：平澤先生は何年先輩ですか。

笠原：一年上です。

大前：たった一年の違いなのですね。

笠原：ええ。

大前：軽症うつ病研究ですね。

笠原：ええ。これは本当に影響を受けましたね。平澤一先生は平澤興さんという解剖学の先生の息子さんです。平澤興先生は偉い先生で、京都大学の総長になった人です。黒板中いっぱいに専門の錐体外路の絵を描いて講義するような先生でした。しかし、息子は少し父親と違いました。本当に頑固おやじでした。「俺はうつ病しか診ないから、あとはよろしく頼む」と言われました。興先生の坊ちゃんですから、彼は威張らなくたって威厳があって、彼の言うとおりにしてましたね。でも私は、あのような人は学者的で好きです。一年違いでしたが威厳があり、私も彼の言うことを聞いていました。

**大前**：平澤先生は西ドイツのボンで、内因反応性気分変調など軽症うつ病態の権威だったハンス・ヨルク・ヴァイトブレヒトに学んだのですね。

**笠原**：そうです。でも留学先で彼はそちらの研究はしていません。

**大前**：てっきり、平澤先生はヴァイトブレヒトからじかに軽症うつ病を教わって、日本に持って帰ってきたのだと思っていました。

**笠原**：そうではありません。彼は解剖学を学んでいました。ヒストロジーばかりでした。朝早くから起きて、顕微鏡ばかりのぞいていた、と言っていました。ただ、あの頃のドイツですから、あれほどたくさんの人が、軽症うつ病やその他の精神病理を論じた、あれほど豊かな時代はありません。その一人のヴァイトブレヒトもいろいろな論文を書いています。ですから、この影響を彼が受けなかったはずはないと思います。ただ、影響を受けたと思いますが、自分では研究していません。

**大前**：では、日本に帰ってきてから猛然と研究し始めたのですか。

**笠原**：そうでしょう。けれども、彼の言うことはしっかりしていました。（フーベルトゥス・）テレンバッハの説明などでも、木村敏さんより先に立派な説明をしてくれました。その辺りはさすが学者の筋です。そこはやはり負けると思いました。

大前：しかも平澤先生の著書『軽症うつ病の臨床と予後』[45]は、文献リストに圧倒されます。

笠原：すごいです。五百編（実際は六百七十編）はあり、そのほとんどがドイツ語です。

大前：当時入手可能だったドイツ語と日本語の論文は、ほぼ網羅されていたように思います。

笠原：その辺りはきちんとしています。あの本は非常に立派な本です。そして、あの人は蒐集癖がありました。

大前：もう、そうとしか考えられません。

笠原：私の覚えているのに、京都のお菓子屋さんの、何というのかな、紹介の小さい何かラベルみたいなのをちゃんとためておられて、時々見せてくれました。とっても面白いと思いましたけどね。

大前：とかく風変わりな先生だったように。

笠原：ええ。だから、もうちょっと精神科にいてくれてもいいんでしょうけど、どうも村上先生と合わなくて。

大前：平澤先生の一連の軽症うつ病研究は、一九五九年ころから発表を積み重ねられ、集大成ともいえる『軽症うつ病の臨床と予後』が一九六六年に出版されています[45]。

笠原：一九六六年。

大前：だから、あの辺りが一つの区切りだったのでしょう。

笠原：そうでしょうね。そして、本当に金沢大学の教育学部へ行かれて、あとは文系の仕事をなさったんです。それも仏教学みたいなことをやられて。それ随分また立派なものだという話でしたが。だけど、それ以後は、こっちも忙しくなっちゃってあまり交流ができなかったんですが、どうしてらっしゃるかなと時々思いますね。

大前：平澤先生は一九二五年生まれなので、ご存命でしたら、九十八歳（コラム５）。

笠原：そうですね。

大前：はい。たしか九十二歳の平澤一先生がご健在という、十七歳年下の弟さんの証言がインターネットで見られます。

（コラム５）　**平澤先生のいま**

平澤一先生は、二〇二二年四月に著書『金城訪碑録(46)』を出版された。金沢の戊辰戦争の碑を四十年近くにわたって見て歩いた記録であり、三七六頁の大部である。その蒐集癖は依然として健在である。

笠原：そうですすか。

大前：『軽症うつ病の臨床と予後』はいま見つかりません。

笠原：古本でもないですか。

**大前**：ありません。同僚は皆、探しています。東京大学医学部附属病院分院がなくなるときに、廃棄本になっていたものをいただいてきたので、私は持っています。エルンスト・クレッチマーの循環性格と下田の執着性格とテレンバッハのメランコリー型性格の比較のところは原典を読む前に、こちらで大筋をつかむとよいので、コピーを配っています。私が、このような本があったと伝える最後の世代だと思うと寂しいですね。

## 精神分裂病の精神療法総説

**大前**：その後、先生は阪本健二先生と共著で分裂病に対する精神療法の総説[47・48]も書かれていますね。

**笠原**：はい。これは阪本君のために書いたみたいなところがありますね。

**大前**：阪本先生も、たしかニューヨークに留学されていた。

**笠原**：でも、あんまり仕事しなかったんじゃないかな。

**大前**：そうなのですか。

**笠原**：ええ。

**大前**：ハリー・スタック・サリヴァンの本[49]も、書かれていますね。

**笠原**：ええ。サリヴァンを中井久夫先生よりずっと早くに紹介したことぐらいでしょうかね、功績は。また、フリーダ・フロム‐ライヒマンの『積極的心理療法[50]』という訳書を出したのも、もうひとつの業績でしょうね。これは内容のある書物でした。

**大前**：そうなのですね。その総説から、印象に残った箇所を読んでみます。「分裂病の心理療法の場合には神経症の場合よりはるかに治療者の人柄が重大となる」。「その場合問われるのは、医師の治療の意欲を支えているのは、いかなる動機であるか、その熱意は真に共同存在者としての患者への尊重と責任から発しているか、あるいは自らをナルシシスティックな全能者と思い誤り、治療の限界をわきまえず、結局患者を支配することを望んでいないか、患者の加えてくる拒否的・破壊的・攻撃的行動あるいは極度の依存的態度に対してどこまで不安なしに対処し得るか、等々である[47]」。これらは、のちに先生のおっしゃることをほぼ先取りして書かれているように見えます。

あと「だがこの治療法に対する最大の、かつ不可避の障害は実践上のそれである（中略）莫大な時間と周到な準備を必要とするし（中略）今日かぎられた時間しかもてない精神科医にとっては現実にはほとんど不可能に近いことかもしれない[48]」とも書かれています。インテンシブな精神療法はエネルギーも使うし、あまり多くの患者さんを同時に相手ができないし、と。こういった限界についての指摘が後の、小精神療法の方向につながっていくのですか。

**笠原**：そうですね。だから、あんまり深く入らないということが大事だと、ずっと思ってましたが。

**大前**：あまり深く入らない？

**笠原**：精神分析は気になってましたね。でも、百パーセント全権を委ねるというような決断はどうしてもできませんでした。精神分析の人とちょっとやはり袂を分かったというか、そんなに一所懸命やったって駄目だよという。小此木さんとは随分付き合いましたけど。結局は、そんなに同化されなかったですね。あの人は真面目な人でしたけれど。

大前：精神分析の理論と知識はたしかに有用なのだろうけれども、そのまま原理主義的に実行するのは違うかという。

笠原：そうですね。

## 精神医学の孤独と精神病理学の孤独

### 二重の見当識

大前：先生の一つの特徴だと思うのですけど、何か片一方に寄らないですよね。

笠原：そうですね。

大前：だから、実用的だとおっしゃるけれども、直接実用とつながるとは思えない哲学、形而上学を踏まえた話もされるし、かといって哲学べったりとも違うし。

笠原：ええ。精神医学というのはそういうものだと思うんですね、僕は。何か独特のスタンスの要る学問だと思ってるんです。神経学とも違うし、内科学とも違うし。

大前：心理学とも違う。

笠原：違う。だから独特なんですね。そこのところ、本当に孤独なんですけどね。

大前：孤独？

笠原：学問は、しかし、孤独でもいいんじゃないでしょうかね。ただ、やっぱり、私はどこかに書いたと思うんですが、大学全体を見回しても、どこも寄る辺がなくて。それはそこに耐えながらやらなきゃいかんけども、ついつい、神経学でも何か力のあるほうに寄りますよね。そういう意味では、精神病理学というのは孤高に耐えて頑張れるというところがありますかね。それはサリヴァンでありヤスパースであったんですが、さあ、今は誰でしょうね。

大前：『精神科医のノート』[51]で「二重の見当識」という言葉を使われています。

笠原：ええ、ええ、そういうことでもありますね。言い方を変えれば、二重性があるんだということをしょっちゅう意識しながら仕事をするということでしょうかね。

大前：だから、同じ目でも、眼球として、物として即物的に計測できる要素と、姿勢・まなざしという人間学的な要素と、両方を見ていくのだ、と。

笠原：ええ。

大前：それが精神科だと。

笠原：ええ。両方見ないと駄目なんですね。まなざしだけ見てたら、それは医者と言えないでしょうしね。

大前：ただ、やっぱり一つ医学の中で精神科という科目のおさまりの悪さだとか、あともっと言うと精神医学の中で精神病理学という学問のおさまりの悪さというか、それに耐えながら、でも、それしかない。

笠原：それも私の生き方かもしれません。「もう一つからの見方がある」という考え方です。

大前：精神・身体や全体・部分、統合・要素などですか。神経学は要素の積み重ねが基本ですが、精神医学ではその対極の、まず全体把握があって、それから要素を積み重ねて、また全体に向かうという往復運動なのでしょうか。

笠原：神経学を論じ出すと論争になってしまいます。

大前：論争ですか。

笠原：論争をしても仕方がありません。論争をしても精神科は豊かになりません。

大前：これは私の見方が今風ではないせいなのかもしれません。一部の精神医学で最先端の精神医学はどちらかというと、応用脳科学に寄っているところがあります。精神科の独自性が否認されているかのようにみえます。

笠原：応用脳科学とはどのようなものですか。

大前：いま、種々の精神障害が素朴な脳還元主義によって解明される見込みは、さすがに小さいと思われています。そこで反動的な脳還元主義批判や、脳還元主義にとってかわる折衷主義、すなわち脳機能イメージングと認知科学、そして臨床心理学などとの「融合」「共同」が語られます。でも結局は同じ穴の狢にみえます。アメリカのＮＩＭＨ、国立精神保健研究所の先生などは、統合失調症概念などはもう基礎研究に使えないからやめよう、最新の脳科学知見に基づいた新しい診断基準を作ろうという提案をしています。[52] 主唱者のスティーヴン・ハイマンやトマス・インセルは基本的に診療をしない人ですから、ＤＳＭの診断をつけるのは精神科医の臨床医がすればよい、われわれの仕事はそこではなく、現代の研究に役立つ基礎的な診断基準の作成にあるのだと言っています。

一方でＤＳＭ－Ⅳを作ったアレン・フランセスは、基礎研究は基礎研究で大事なのだろうが、その方法論をもって診断学を変えようとするのは違うと言っています[53]。統合失調症も双極性障害もそれなりに長く臨床で使われて、その経験則の積み重ねもあるのだから、将来最終的に統合失調症や双極性障害の概念は必要なくなるのかもしれないが、そのときまでは現在の概念を手直ししながら使わなければ仕方がないと主張していて、一時期は結構な論争が起きました。現在ＤＳＭに方向づけられた精神医学は、すでに限界には来ているのだろうと思います。どうなるのでしょう。

**笠原**：そのような自覚はあるのでしょうか。

**大前**：少なくとも外部からの声は大きくなっています。先端的な脳科学系の先生たちは、ＤＳＭはもう使えないと言っています。しかし現場をあずかる者としては、使い慣れた従来の診断を打ち棄てて、基礎研究用の診断に乗りかえるというのはあり得ません。フランセスはＤＳＭ－５がそうなりつつあるという事実に警鐘を鳴らしました[54]。

**笠原**：悪くても、他のものがないのですから仕方がありません。精神医学の実力はそのようなところでしょう。

**大前**：ここ二十～三十年の間にしばしば議論されているのは、診断に求めるものは妥当性なのか有用性なのかという問題です[55]。妥当性というときは、診断に対応する具体的な病変や遺伝子の座や、生化学的な伝達物質のアンバランスや、生理学的な活性変化や、脳の形態学的変化が規定されていて、それに対応する精神病理学的な状態像、経過像といったひとそろいが存在するという前提があります。古い言い方をすれば「自然な疾患単位」[11]です。しかし、このようにすべての要素が揃うようなユニットはまだ見つかっていません。本当のところそんなものは実在しないのではないかとまでいわれています。ただ、実在しないのなら、これまでのような統合失調症や双極性障害の診断には意味がないのかというと、そうではなく、一応、経験則的に、帰納的にいって、その診断をつけると予後予測や治療方法などの一定の指針が得られます。これが有用性です。

　妥当性と有用性は分けましょう、臨床だけでなく医学教育や司法精神医学などの領域でも、妥当性ではなく有用性、ユースフルネス、ユーティリティを誇れるのだから、現代の診断学を捨てるのは早計でしょう、というのがここ二十年ほどの穏当な考え方です[56]。それまでの精神医学には妥当性と有用性を分ける習慣は、一部にしかなかったのです。この分けかたに従えば、笠原先生の精神医学は一貫して有用性本位です。

**笠原**：要するに、治せばいいというところです。原因が分からなくてかわいそうな人がいるから、何とかしてやろうというところです。といって、これから先のことを思うと、どうしたらいいんでしょうね。僕はもうこれで上がりますからいいんですけども、今後どうするべきなのかな。

**大前**：先生は、普遍的なグローバリゼーションというよりも、局所的な、ローカルな、その都度その都度、社会的、文化的な影響を受けた人たちを見ているという個別性を非常に重視されています。

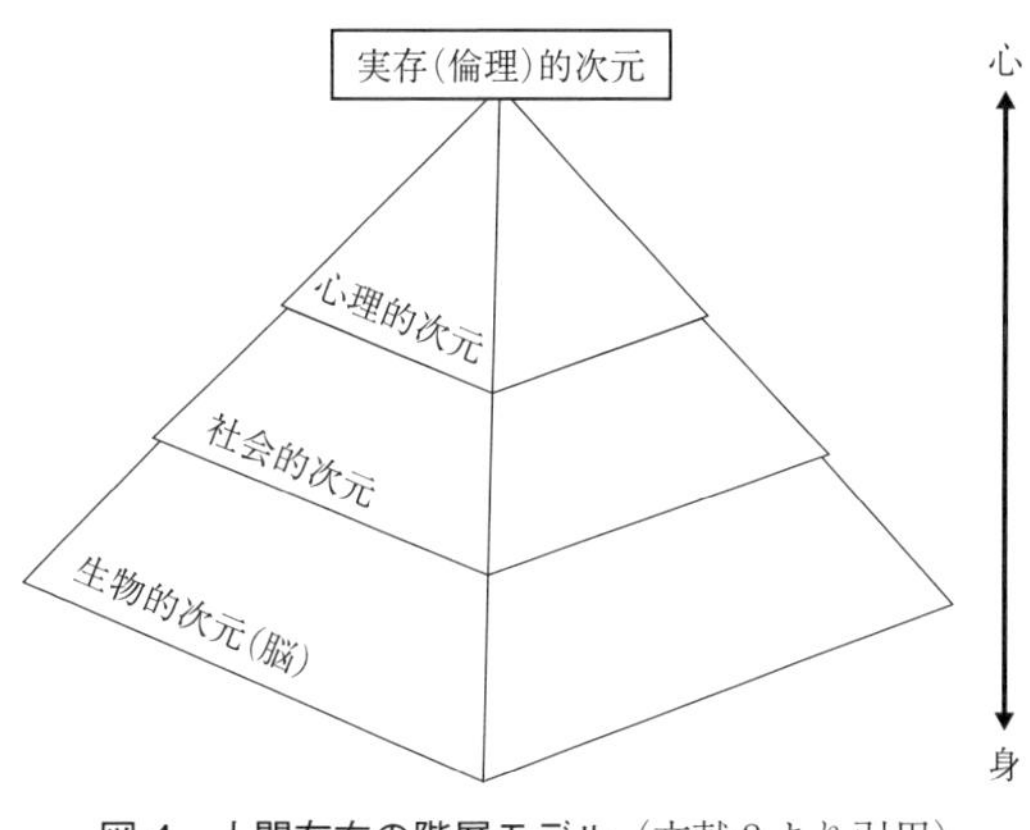


図４　人間存在の階層モデル（文献２より引用）

笠原：まったくそうですね。ケーススタディというのは狭いもので、日本のことだから日本人しか分からないし、日本人も全部が分かってくれるかどうか分からない。そんなことをしても仕方がないのではないか。やはり本質を求めなくてはいけないということが皆の頭にあるのでしょうか。外国もある程度見たけれども、外へ向かって西洋を大事に考えたりしません。盆地で育ったせいでしょうか。名古屋にもそんなところがあります。

大前：そうですね。

## 人間存在の階層モデル

大前：先生が時々著書で書かれている、ピラミッドのような絵があります（図４）。何度かリヴァイズされていますが、これは『精神科と私』[2]から引用しました。三つぐらいの次元に階層化していて。下の基礎から順番に、生物的次元、上に向かって社会的次元そして心理的次元。で、頂点が実存的・倫理的次元です。先生がＤＳＭ－Ⅲの多軸診断システムを評価されていたのは、ある意味、こういった多次元的な見方の許容にあったのだと思います。ＤＳＭ－Ⅲの多軸診断システムは、新クレペリン主義からの、バイオサイコソーシャルモデルに対する歩み寄りでもあります。

ただ、後に双極スペクトラム障害の有名な研究者であるナシア・ガミーが、バイオサイコソーシャルモデルを痛烈に批判します[57]。というのは、バイオサイコソーシャルというようにただ並列で並べても仕方がない。バイオとサイコ、サイコとソーシャルそしてソーシャルとバイオとの相互関係性が問われていない。その結果すべてをバイオロジーに還元するなどの独りよがりな還元主義に陥る傾向があったり、悪しき折衷主義でしかなかったりするだけだと言って、非難します。

ただ、この笠原先生の階層モデルは折衷主義ではなくて、それぞれの次元の階層づけがしてあって、相互に下支えしあっていたり、上から制御していたりといった関係性が提示されています。これはアメリカ伝統のバイオサイコソーシャルモデルやＤＳＭの多軸診断システムよりもより多元的そして構造的な見方だと思います。

**笠原**：医学生の二年生ぐらいのときに教えます。これは非常にインパクトがあります。

**大前**：名古屋では、まだベッドサイドに入る以前の座学の時期の医学生にこれをお話しされていたのですね。

**笠原**：Ｍ２セミナーというのがありまして、その一コマでしゃべります。そこには哲学も少し入ってきます。医学をやる以上、多少哲学ぐらいは知っていないと恥ずかしいと言って、少し哲学の話をしてみると、学生によってはとても一所懸命聞きます。

**大前**：学生はとても食い付きがいいのですね。

**笠原**：試験のときになるとこれを書いてきて、点数を下さいと書いてある。

**大前**：問題に答えずに絵だけ描く。先生も「彼らは好んでこのピラミッドを欄外に描き、説明をして私にアピールしていました[2]」と書かれていましたね。できるだけ先生もサービスしていたのですね。採点をかさ上げしてあげたり。

**笠原**：精神医学は別に勉強しなくていいから、そのピラミッドを描いてくれるぐらいに勉強したらいいという考えです。

**大前**：というわけだったのですね。この図は、岩波講座の『精神の科学』全十巻プラス別巻の大部の巻頭[58]でもかなりの文字数を使って説明しています。あの本のようなものは、もうありません。

**笠原**：そうですか。あれは『不安の病理』だったでしょうか。

**大前**：ピラミッドの初出は一九八一年の岩波新書『不安の病理[59]』です。ただここでお話ししているのは、一九八三年の岩波講座『精神の科学』第一巻『精神の科学とは』の巻頭論文[58]です。

**笠原**：考えたら、少し書き過ぎですね。

**大前**：いいえ、確実に練り上げられていきます。私が東大病院の本郷で指導医をしていたときは、研修医あての勉強会で、『精神の科学』シリーズに掲載された論文をいくつも読みました。とくに第三巻『精神の危機[60]』は珠玉の論文ぞろいです。

笠原：そうですか。

大前：研修医ぐらいだと結構、皆、一所懸命聞いてくれます。研修を終わると皆忘れてしまうのでしょうけれども。

笠原：この講義のＭ２セミナーあたりのことは卒業してもよく覚えていて、会ったときにはよく話してくれます。

大前：覚えてくれているものなのですね。

笠原：そうですね。若いときのほうがよいですね。

大前：若いときか、タイミングに恵まれたときに聞いたものは、よく覚えています。

笠原：でしょう。私も講義に出られなくなってしまいましたが、系統講義で助教授が棒読みの講義をするようになると、医学は駄目ですね。

大前：そうですね。そこでやっぱり先生は、精神療法の要諦といいますか、小精神療法の心得といいますか、諸項目を見直されていきます。

笠原：そうですね。で、そこへ絞っていったと思います。初年度あたりに、どういう患者さんに会うかということが決定付けるところはありませんか。

大前：最初のときに会う患者さんと、最初の頃に読む本ですね。

笠原：私はどうも情緒的で、かわいそうな人を見てしまったし、初めに少しうまくいったのだと思います。それが精神科医の姿勢を決定したのでしょう。

**大前**：今回の話でいうと、それが大阪市立医科大学で経験した患者さんたちになります。症例報告をして、村上先生に励まされるわけです。一貫して先生が書かれていたように、笠原先生は村上先生との出会いから診療を終えるまで、ずっと内因性精神病とくに分裂病の精神療法がテーマだったのでしょうね。

## 村上先生の思い出

**笠原**：まったくそうです。村上先生は、個人的には実は少し変わった男でしたが、その代わり学問の師としては立派でした。

**大前**：晩年はほとんど表に出ていらっしゃらなかったと思います。ご交流はいつぐらいまでありましたか。

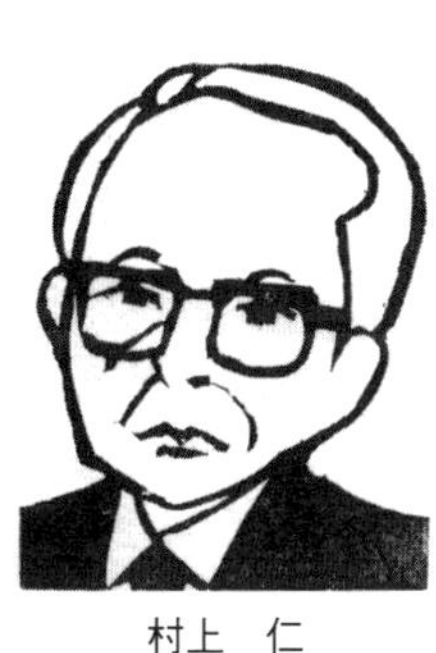

村上　仁

**笠原**：京大を辞めて、あとは兵庫医大に行ったのが最後です。

**大前**：それ以後もときどき書かれていて、『分裂病の精神病理』シリーズでは宮本先生の第二巻（一九七四）で、「能と精神病理学[61]」を書かれていました。

**笠原**：それが最後だと思います。

**大前**：その後も共著や書評は時々書かれていますが、単独の大きい論文はあれが最後です。

**笠原**：「能の話」を最後に書きたかったようですね。

**大前**：そのようです。最後にお会いされたのはいつぐらいですか。

**笠原**：比較的よく会っていたと思います。

**大前**：お仕事とは別にですか。

**笠原**：いいえ、私は大体仕事で会っていました。何か論文を書いたら見てもらい、後半になると、私は村上先生直伝の話ではなくなって、学園紛争や学生の話といったことばかりしだしたので、先生に見てもらうようなことではなくなりました。最後は、先生の弔文に文献紹介を加え、分厚いものにしてしまいました。(62) これは門下の人に広く送りました。これは弔文ではない、といって多くの人からお叱りを受けました。

**大前**：『精神科医のノート』(51) は読んでいただいたのですか。

**笠原**：いいえ、あれは読んでもらっていないのではないかな。随筆風ですから。あれはみすず書房の小尾俊人さんがお尻をたたいてくれました。面白いから、エッセーの賞に出そうと言われましたが、勘弁してもらいました。医者は有名になったら困るということで。そのときは杉本秀太郎さんの『平家物語』が大佛次郎賞を取りました。

**大前**：確か『臨床精神病理』誌の村上靖彦、鈴木國文両先生との座談会(63) でも、笠原先生が『精神科医のノート』は人に見せるような本でもないとおっしゃったら、鈴木先生が昔読んだのにといってがっかりされていたのを思い出します。村上先生には時々論文をお送りして感想をいただいたりしていたのですね。「出立・合体」は……。

**笠原**：あれも見せていません。あれは一発で打ち止めの論文のつもりでしたから。

**大前**：それでも、笠原先生が「精神医学における人間学の方法」[7]を主題報告として発表された第六回精神医学懇話会には村上先生も出席され、最後に「だんだんこれは臨床的にある程度重要な概念であると考えるようになりました」というように支持を表明されていました[64]。

## 精神医学懇話会——精神病理学会以前

**大前**：精神医学懇話会は、始まりが精神神経学会の分科会のようなものだったのでしょうか。

**笠原**：幻の会を、荻野恒一先生が知多半島の真ん中あたりにある半田（はんだ）という町の有名な料理屋で一泊の会合をしてくれました。それが非常に印象的でした。

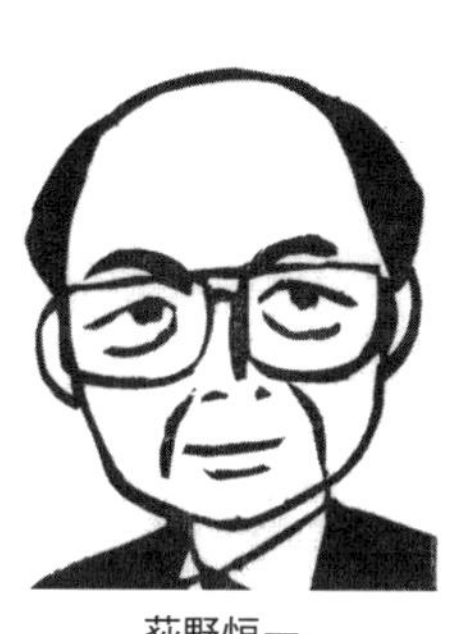

荻野恒一

**大前**：今でいうワークショップのようなものですね。

**笠原**：初めての会議で、小説家の加賀乙彦先生（精神科医としては小木貞孝）と東大の分院の安永浩先生も来てくれました。

**大前**：絢爛たる顔ぶれですね。分裂病の精神病理の前哨戦を見ているようです。

**笠原**：ほとんどそういう感じですね。荻野さんはフランスから帰ってきたところで、皆の格好の的でした。

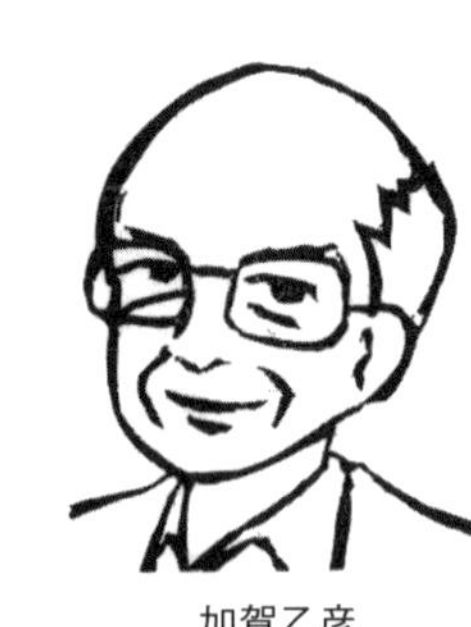
加賀乙彦

大前：それこそ村上先生の方向性とも合いますね。
笠原：そうですね。村上先生は荻野さんの話をよくしていました。でも、荻野さんはどういうわけか教授になりませんでしたね。
大前：名古屋の南山大学教育学部の教授になられました。
笠原：医学部よりは文系へ近づいたと思います。
大前：会場は知多半島の半田市亀崎にある料亭望洲楼ですね。
笠原：先日、皆を連れて二度目に行ってみました。
大前：今も経営されているのですね。
笠原：ありました。
大前：当時の精神病理懇話会は、医学書院の『精神医学』誌に年に一回ぐらい特集記事が載せられていました。
笠原：そうですか。面白いですか。
大前：面白いです。既に読んでいたものも、いくつもありました。あと、精神分裂病の人のコンタクトについても書かれていましたし、(65)井村先生が疎通性の話(66)をされているものもあります。
笠原：その頃の話題は、うそみたいですが、そういうことがメインだったのですね。
大前：なぜ今これがないのでしょうか。インターンが学園紛争でなくなってしまって、その一方で東京大学出版会の『分裂病の精神病理』シリーズが始まります。精神医学懇話会は一旦途絶えてしまいますが、一九七八年に富山で精神病理懇話会として復活し、それが今の精神病理学会につながります。

**笠原**：その前から精神病理学会はできていたと思います。

**大前**：一九六四年に第一回精神医学懇話会が催されました。懸田克躬先生が委員長でした。

**笠原**：それほど大して集まらないかと思ったら五百人で、びっくりしました。

**大前**：でも、この懇話会もいったん中断のやむなきに至ると書いています。後に高柳功先生をはじめ、富山在住の精神科医数名のご尽力で一九七八年に復活する。そして大阪大学の井上洋一先生に事務局をお願いする形になって、精神病理学会も確か学会誌の巻頭言を先生が書かれていましたね。

**笠原**：はい。

**大前**：一九七八年の第一回精神病理懇話会・富山では妄想が特集され、先生が座長をされていました。[67]演者が原田憲一先生、安永浩先生、中井久夫先生、宮本忠雄先生の四人です。覚えていますか。

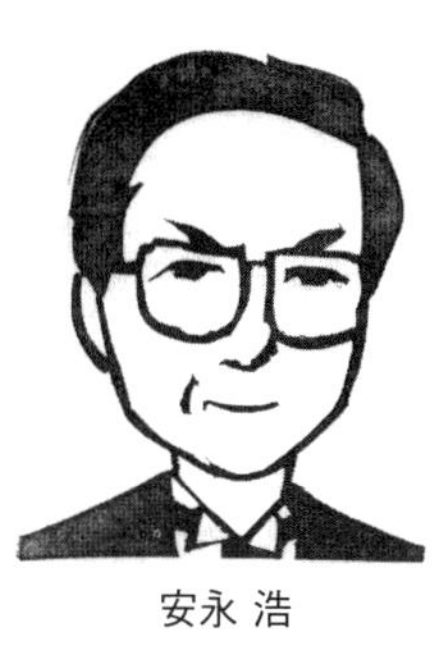
安永 浩

**笠原**：覚えています。

**大前**：これがまた、途轍もないものでした。

**笠原**：その講座はどうでしたか。

**大前**：原田憲一先生が老人の共同体妄想[68]で、安永先生がファントム理論[69]で、中井先生が病後歴[70]といった話をしていて、宮本先生が比較文化論[71]だったでしょうか。こんな豪華なシンポジウムがあった。

**笠原**：でも、それはわれわれの中では豪華ですが、他の科、あるいは医学全般に影響を及ぼしはしていないのではないでしょうか。

**大前**：少なくとも今の精神科臨床にたずさわる諸先生がたには、ぜひ読んでほしいです。

**笠原**：水準は高いですけどね、日本の精神医学に寄与しているかというとどうでしょう。

**大前**：精神医学、精神科治療に寄与するかというところですね。

**笠原**：だから、今でも木村敏さんに傾倒している若い先生たちは、皆、臨床をしているわけです。

**大前**：その辺の折り合いをどうつけるかだと思います。

**笠原**：木村さんも真面目な人ですから、患者さんを診ているときは一所懸命治療をする人なんです。言っていることと、していることは必ずしも合致しないのかな。

**大前**：それはそうかもしれません。

**笠原**：例えば、薬理学の人が薬が上手かというと、結構そうでもないんだよね。

**大前**：本当にそう思います。でも、お言葉ですが、先生のように、言行一致されているほうが特別な気もします。

**笠原**：そうですか。

**大前**：先生は、本当に風呂敷を広げもせず、かといって畳み過ぎもせず、率直に書かれています。

**笠原**：確かに、みすず書房から四、五冊出した本は症例報告ばかり書いてあるので、ノイエスもありません。

**大前**：そうかもしれませんが、あの症例報告には価値があります。

## 長く診療する

**笠原**：なかなか、精神療法と申しましても、それが力を発揮するには、お薬がもう少し良くなること、そしてお医者のほうも少し肝っ玉据えて長く診ること。もう一つは何でしょうね。まだ足らないと思うんですね。

**大前**：長く診療するというのがポイントなのでしょうね。

**笠原**：ええ、長く診ることができれば。今の健康保険なんかでも、やはり長く診ることを許さなくなったら、精神科医には不利ですね。

**大前**：そうですね。だんだん、これからは、治療も長くかかるにしたがって保険点数も切り下げられていくような気配です。

**笠原**：ええ。

**大前**：だから、通院精神療法というのは最後の砦です。一回あたりにそんなに時間がかけられないかわりに、同じ点数で五年、十年、診療してよいという。

**笠原**：そうそうそう。苦肉の策ですね。

**大前**：だから、先生が京都大学に戻られた頃に近代的な薬物療法が一般臨床で使われるようになったのと、一九六一年の国民皆保険制度の施行によって、外来の精神医学が変わったのでしょうね。

**笠原**：ええ、そうですね。

**大前**：先生の精神療法の始まりは、割に時間も手間もかかる、限られた症例を対象にしています。これは大きい精神療法ですね。それは時代を経て、最終的には小精神療法に着地します。限られた少数の人から、外来にいらっしゃるたくさんの患者さんを分け隔てなくフォローするように変わります。実際に、一回当たりの時間は非常にかけるけれども、期間が数カ月ぐらいに限定されるという方向から、後に、日本の保険に合わせて一回十五分だけれども、五年、十年見ていくというように、コストを度外視した診療方法から国民健康保険制度に合わせていく。精神療法で患者さんを良くしたい、困っている患者さんに何か寄与したいというところは同じだけれども、方法がそのときの立場に応じて変わっていきますね。

**笠原**：まったくそうですね。そういうやり方でできるのです。私は、自分が受け持った人はずっと覚えていますし、患者さんも年賀状をくれたりして、連絡を絶たずにいますから、何かあるのでしょうね。

**大前**：一般的には薬物療法と精神療法は対極にあるように言われますが、実際は手に手を取って発展しています。

**笠原**：薬で変わりますね、明らかに。ちゃんと話のできる人が増えるんですね、病人といえども。それは大きなことだと思いますね。それまでの精神科というのは、やっぱり精神科病院でしょうし、閉鎖病棟でしょうし、そして硬い、動かない患者さんが中心だったと思いますが、そういうのが変わってきますよね。時代とともに軽くなってきたところもあります。薬が良くしているのかは分かりません。

**大前**：薬が良くしているのか、製薬会社主導による啓発が進んで、これまで病院に来なかった軽症の人が来るようになったのか、不思議です。

**笠原**：よく分かりませんが、分からないことは分からないでいいでしょう。やはり時代というものがあると思います。外来にいても、以前の大学病院と違い、それほどひどい人は来ません。民度が上がってきて、身なりも良くなってきています。

**大前**：もうひとつ思うには、小精神療法は「小」という言葉で一見へりくだっているように見えますが、実のところは大精神療法のやむを得ない簡略版・縮小版というわけではありません。独自の方法論を持っています。そのひとつが、あとで述べる心的エネルギー水準やダムの水面という道具立てであり、その他にもいろいろな独自の説明手段があります。これらから、実は小精神療法は大精神療法よりも有用で有益ではないかという大きな自負心が窺えます。

**笠原**：そう言われてみれば、そうかもしれません。しかし、小精神療法といっても誰も後を継いでくれません。

## うつ病の小精神療法

**大前**：そのころについて伺った話だと、外来の奥の治療室から若い経験の浅いドクターが大声で病人を激

表３　うつ病急性期治療の七原則（1970頃）（文献73より引用・作成）

(a) 病気であったことを医師が確認すること。
(b) できるだけ速く、かつできるかぎりの休息生活に入らせること。
(c) 予想できる治癒の時点をはっきりと述べること。
(d) 少なくとも治療中、自殺を絶対にしないことを誓約させること。
(e) 治療終了まで人生にかかわる大問題についてはその決定をすべて延期させること。
(f) 治療中病状に一進一退のあることをくりかえし指摘すること。
(g) 服薬の重要性ならびに服薬によって生じうる自律神経性の随伴症状をあらかじめ指摘しておく。

励していたとあります[72]。どんな具合でしたか。

**笠原**：ありましたね。それは、うつ病のケースですね。

**大前**：はい。

**笠原**：実際ちょっと良くなるもんですからね。「大丈夫、頑張れよ」というふうに言いたいですよね。

**大前**：はい。それが後の七原則（表３）ですか。一九七八年に飯田眞先生が雑誌『季刊精神療法』でうつ病の精神療法特集をされたときの、『うつ病（病相期）の小精神療法』という論文です[73]。

**笠原**：そうです。

**大前**：これが一番読まれている論文だと思いますが、先生はこのずっと以前からこれに近いことを言われています。偶然見つけたのは、一九七〇年の『臨牀と研究』という一般医学雑誌に掲載された、『内科・婦人科を初診することの多い「軽症うつ病」者について』[74]です。そこにはもうすでにうつ病の小精神療法の原型が載っていました。

**笠原**：それはおせっかいなことに、あんなのを作らなくてもいいのに、余計なことですけどね。心療内科の人と交流しだしてからです。

大前：まだ京都大学の保健センターの時代に書かれていますね。

笠原：そうすると、そういう人たちに向けても書かなくてはいけません。そして、精神科でも入局者が多くなって、そうするとあちらで診察している医者が患者さんに大きな声でいろいろ指示するのですが、もう少しきちんとしなければいけないということで、初めにその七項目を作りました。第一稿があれでしたね。

大前：むしろ、非精神科医向けに作られたというわけですね。結局、今は精神科医のベーシックな教養になっています。

笠原：実に具体的でしたが、それはそういうフレッシュマンに向かって言っていたのです。同時に、内科の先生にも分かりやすい言葉にしました。七原則が初めで、それはガイドラインではないかといわれたことがありますが、確かにガイドライン的です。

大前：キャッチーで、すんなりと目から情報が入ってくる感じがします。

笠原：だんだんそれを精神療法にしました。

大前：軽いけれども、治療の対象となる不調である。怠けではない。早く心理的休息を取る。やっぱり、この治療の予測できる時点が大事なのですね。

笠原：そうですね。

大前：三カ月、六カ月。

笠原：そう。その頃、三カ月ほどしたら治ってましたね。

大前：これは今の教科書的には、もう二年、三年かかる人は珍しくないというふうな。
笠原：ええ、ええ。
大前：昔のほうが、割にすっきり治っていると。
笠原：そうですね。初めのうちは、よく治りましたね。
大前：そうなのですね。あとは治療中、自殺など自己破壊的なことはしないという契約をし、症状は季節の変わり目の三寒四温のように小さな波を反復しながら回復するという説明、これらは現代も引き継がれているところだと思いますね。あとは大きな決断、退職や離婚は治療終了まで延期すると。
そして服薬の重要性って、やはり現代ですね。
笠原：ええ。大体やはり網羅してると思うんですけどね。

## うつ病の病前性格論

大前：あと、平澤先生以降の軽症うつ病研究で忘れてはいけないのが、病前性格論ですね。
笠原：ええ、そうですね。それは、ありがたいことに仕事をもらったような感じがありましたね。
大前：仕事をもらったというのは。
笠原：下田先生に。
大前：執着性格ですね。(75)
笠原：ええ。テレンバッハ、下田、そして平澤ですかね。それからもちろん木村敏さんがいますけど。

大前：そうですね。

笠原：いずれにしても、平澤さんの本でいろいろ詳しく分析してますよね。

大前：平澤先生は、下田先生の執着性格における熱中性と几帳面というふたつの側面のうち、軽症うつ病では几帳面のほうが主たる特徴であると論じます[76]。それは対象が、下田が対象とした入院が必要な重症の躁うつ病ではなく、外来で診療できる軽症うつ病だからだろうと書かれています。まだこのころ、テレンバッハは出版されていなかったのですね。

笠原：そうですね。

大前：その論文を投稿して査読待ちのあいだに、ドイツでテレンバッハが『メランコリー』[77]を出版して単極性うつ病の病前性格を秩序性・几帳面と主張したという、驚異的な符合があります。

笠原：ええ、ほんとですね。だから、そういう意味で平澤という人は偉い人だと思います。

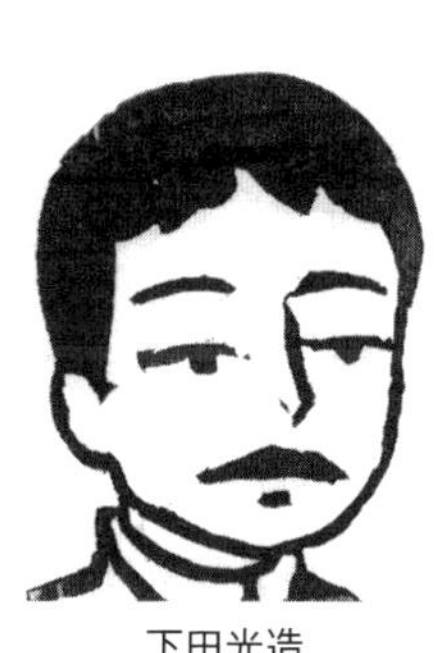

下田光造

大前：ただ、私も最近知ったのですが、平澤先生の執着性格論と同じ年に、九州大学の吉永五郎先生が、やはり、福岡でも戦後の統計を取ったら執着性格は熱中性よりも几帳面のほうが優勢になっているというレポートを発表していました[78]。しかしその要因として吉永先生は、戦前と戦後の価値基準の著しい変化という社会文化的影響を想定しています。そこは平澤先生と違います。この問題に関する平澤先生のご意見が伺えればよかったのですが、残念ながら平澤先生の文献リストにはありません。ちなみに掲載誌は『九州神経精神医学』という地方の雑誌で、当時は情報が京都まで伝わらなかったのでしょうか。でも、以前に神庭重信先生に伺ったところによると、下田先生の執着性格って一時は九州大学でもほとんど忘れられていたそうです。

**笠原**：そう、まったくそうらしいですね。

**大前**：その一方で村上仁先生が変質性精神病で取り上げていらして[79]、九州でなく京都のほうで生きていたという。もっともその頃村上先生は、名古屋市大にいらっしゃいましたが。

**笠原**：そうですね。村上先生は、執着性格を論文に書かれたら下田先生がわざわざお礼の手紙を下さったと言っていました。

**大前**：そうだったのですね。

**笠原**：執着性格もまた消えてしまうかもしれません。

**大前**：現在も執着性格の方はあいかわらずいます。ただ、あらかじめ知らないと、よほどの感性がないかぎり記載できません。執着性格という輪郭の描き方を伝えていかなければ、概念は引き継がれません。そこに価値があるのです。一方で矛盾するようですが、執着性格に関する知識をもたないテレンバッハが類似の記載をしたところに、その普遍性が窺われます。ただ後で調べたのですが、クレッチマーの循環性格が躁うつ病の病前性格であるという定説とは別建てで、軽症うつ状態の病前性格が、循環性格と違って几帳面で良心的、そして制縛的・自縄自縛な人が多いという所見はよく言われていたようです。決定的な記載はスイスのパウル・キールホルツです。これはテレンバッハの直前、一九五七年でした[80]。

**笠原**：キールホルツですか。

**大前**：消耗性抑うつです。そこでキールホルツがメランコリー型性格のようなものを書いています。ですから、その目で見れば、秩序性を本質特徴とする几帳面な病前性格は、ドイツと日本だけではなく、スイスにもあり、アメリカの一部にもありました[81]。ただ、病前性格論として、それを重視する文化があったのは日本だけだったようです。

**笠原**：日本人に合ったのでしょう。

**大前**：笠原先生が日本向けに少しアレンジしたためでもあると思います。テレンバッハのメランコリー型性格を日本に翻案するにあたって、笠原先生が少し工夫して、主要特徴として理念的な秩序性というよりも、もっと具体的な、対人関係上の円満性の維持に重点をおいた[82]ところが、日本の臨床観にフィットしたのだと思います。

**笠原**：そうかもしれません。あのような概念は向こうにはないでしょう。

**大前**：テレンバッハにはありません。『メランコリー』の原典には[77]、結構、攻撃的で周囲との摩擦を辞さない人が多いです。執着性格とメランコリー性格の区別についていろいろいわれますけれども、私が後輩に教えるときは、笠原先生のおっしゃったように、人とぶつかったときに、取りあえず、引くタイプですか、それとも、自分に正当性があると思ったら、とことん、押すほうですかと聞きます。この質問でとことん押すほうは執着性格寄りで、躁状態のポテンシャルをもつでしょう。こちらが正しいと思いながらも引いてしまう人はメランコリー型性格寄りの人だろうと思います。先生がそのように書いていましたが。

**笠原**：忘れてしまいました。

**大前**：『予診・初診・初期治療』[83・84]にあります。

**笠原**：性格論に凝っていた時期があります。でもそれをばかばかしいと感じ始めました。医学的にそれほど重大なことではないのではないかと思うようになり、性格が病気を規定することもないだろうと思い始めました。

**大前**：確かにそうかもしれません。うつ病が身体的病変による疾患ならば、どのような性格の人がかかってもおかしくないわけです。その辺りの考えの変化はいつ頃の、どのようなときですか。

**笠原**：常に病気とは、治すとは、と考えていたので、あまりこだわらないことが大事かもしれないと思いました。考え過ぎず、立ち止まってみました。よく言えば中庸ですが、性格的に完全に突っ走らないようにしているのでしょうか。

**大前**：一方だけに寄らないようにしていたのですか。先生に講演していただいたとき、同じものを見るけれども、一方向だけではなく、反対側から見たり、裏返して見たりして全体像をつくっていくのだという話を伺いました。

## 飯田眞先生

大前：私はうつ病の病前性格論を東大分院の先輩の飯田眞先生（コラム6）に教わりました。

〔コラム6〕

### 飯田眞のドイツ留学――遺伝研究からうつ病の状況論へ[85]

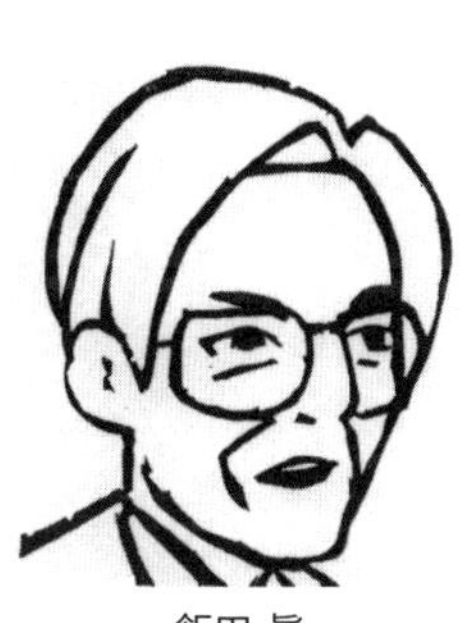

飯田 眞

飯田眞（一九三二―二〇一三）は東京大学医学部附属脳研究施設で井上英二教授[86〜88]に師事し、神経症の双生児研究にたずさわった。[89] 学位を取得したのち、双生児だけに本場のドイツで遺伝研究を極めるよう内村から命じられ、一九六四年ミュンスター大学の人類遺伝学教室に留学した。しかし、当時教室を主宰していたオトマール・フェルシュアーは、かつてナチスの優生学政策を主導した、いわくつきの人物だった。[90] さらに、精神障害の遺伝研究がタブー視される時代的気分のなか、海外からの招かれざる訪問者である飯田は、しかるべき研究協力が得られず途方にくれる日々を送った。

そんなおり飯田は、同じミュンスター大学でも精神医学教室のハンス・ミュラー・ファールブッシュに誘われて移籍し、勧めにしたがって転居とうつ病の状況論を研究テーマに定め、そこからは臨床も研究も実り多い時期を送った[91]。精神医学教室の主任教授マウッは、内因性精神病に対する精神療法的態度の重要性をもっとも早くから主張した精神科医のひとりである[92]（コラム4）。しかしそのマウッも、大戦期には精神障害者安楽死者の選別に関与していた[93]。飯田が留学したのは、そういう時代だった。

笠原：私は飯田先生と聞いて、いまだに思い出すことがあります。Umzug つまり引っ越し、「住まいの変化」という概念をうつ病の発症契機の一つとして先生とよく話しました。彼は遺伝学でした。その師匠の井上英二先生は退官後、名古屋のどこかのポストに二年ほどいました。その頃、井上先生と会うと、「君たちはいつまで、引っ越しばかり言っているんだ」と怒っていました。

大前：井上先生はかなり気難しい方だと聞きました。

笠原：あの頃の私が場違いな人間だったかもしれません。一緒に飲んだ記憶はありませんが、よく話しました。名古屋にいました。

大前：当時内村先生は、もうドイツの遺伝学研究には昔の勢いがなく、今や日本が先行していると誇らしげにおっしゃっていたそうです。しかし飯田先生に当時の話を聞くと、その勢いのなさはナチスの悪行のつけを払っていたせいでしょうとおっしゃっていました。そこは内村先生もナイーブだったのでしょう。飯田先生のドイツ留学は最後のほうになって、さきのパウライコフ先生と仲良くなりました。面倒見のいい方だったらしく、ミュンスターからテュービンゲン大学のヴァルター・シュルテ教授のところと、ハイデルベルク大学のクルト・シュナイダー教授のところへ紹介状を書いてもらったそうです。そこに一カ月ずつ滞在してから、日本に帰って来たそうです。

**笠原**：飯田先生は常識的な方です。よく文通しました。

**大前**：私もよくやりとりをしました。本当に筆まめな先生で、何か小さい文章でも送ったら、すぐに感想を送ってくださいました。飯田先生は一九三二年生まれでしたから、先生の四つ下ですか。

**笠原**：私は一九二八年生まれです。

**大前**：四つ下ですね。もう亡くなられて十年がたちました。確かに飯田先生は内因性精神病の精神療法をドイツで学んだのでしょう。

## 米国精神医学への注目

**大前**：一方で、先生はそれまでのドイツ中心じゃなく、やっぱりアメリカのほうの変化もフォローしていらして。

**笠原**：それは村上仁先生が、「きっとアメリカがのしてくるから、アメリカの文献を読んでおきなさい」って。

**大前**：そうなのですか。

**笠原**：ええ、早くから言ってましたね。でも、面白くないんだよね、ドイツ文献を見た者には。だから、結局はあまり読まなかったかな。でものちにエンドゲノモルフィック・デプレッション(94)のドナルド・クラインは日本へ来ましたね。私は討論しようと思っていたのですが、彼と面と向かう前に酔っぱらってしまいました。彼は日本人的な感じもちょっとする人でしたね。

**大前**：お会いになられたのですね。

**笠原**：ええ。それが、酔っ払っててちゃんと話できなくて、せっかく会ったのに機会を逸したんですが。

**大前**：これはすごく惜しかった機会です。このエンドゲノモルフィック・デプレッションは日本でいう軽症うつ病にほぼ相当する概念です。アメリカ人はあまり内因性うつ病概念を理解しないといわれているけれども、日本やドイツの方法とはまったく違った方法論から探り当てた人がいるのですね（コラム7）。非常に興味深かったです。

（コラム7）

### ドナルド・クラインのエンドゲノモルフィック・デプレッション探索過程

ドナルド・クライン（一九二八－二〇一九）は、米国の臨床精神薬理学のパイオニアのひとりである。彼は、どのような症状の患者に対してどの薬が有効か、という実用性・有用性に特化した診断学を提唱した。しかし当初は彼も精神分析を志向していた。レジデント期を修了した彼は、クリードモア州立病院に勤めた。そこでは自閉症家族因説を確信する分析医たちによる臨床研究が行われていた。母親に精神療法を。よくならない。それでは父親に精神療法を。よくならない。そこで子どもに精神療法を。よくならない。ならばイヌにも精神療法を。一年が経った。何の効果もあらわれなかった。だめだこりゃ、である。

彼は一九五七年から、電気けいれん療法で著名なマックス・フィンクとともにニューヨークのヒルサイド病院という二百病床ほどのプライベートホスピタルに勤めた。ここも精神分析志向の施設で、平均在院日数は八カ月だった。入院患者に対して半年間はインテンシブに精神分析療法を行うが、それでも改善しない場合はクラインとフィンクが呼びだされ、薬物療法か電気けいれん療法によって二カ月で患者を退院させろと命じられた。そこでクラインは薬物療法、フィンクは電気けいれん療法を担当した。[95]

クラインはイミプラミンを手に入れたとき、薬物療法対象の全員に処方した。すなわち診断名・状態像を問わず全員に処方してみて、もともとどういう症状の人が改善して、どういう人たちが不変で、どういう人たちが悪化したかという経過をすべて記録して、そこからもとの状態像とイミプラミンの関係を導き出した。[96] この手続きによって、イミプラミンが効果をあらわす病態が判明した。その病態は、ドイツ周辺でいう軽症の内因性うつ病とほぼ一致した。しかしクラインはドイツの精神病理学や内因性うつ病診断には不案内だった。そこで彼はこの病型を、エンドゲノモルフィック・デプレッション[94]と命名した。あえて訳せば「内因性形態の抑うつ」である。症状は内因性うつ病と同じでも、発症にはしばしばきっかけがあったので、内因性とは呼びにくかったようである。

**笠原**：そうですか。

**大前**：だから、多分、先生と話されればクラインも喜ばれたと思います。ＤＳＭ－Ⅲの作成のときドナルド・クラインは、エンドゲノモルフィック・デプレッションは通常のメジャー・デプレッション（のちの大うつ病性障害）とは違うので、別建てで診断カテゴリーを作成するようチェアマンのロバート・スピッツァーに進言したそうです。根拠は、三環系抗うつ薬の有効性の範囲をあらわす概念だからです。しかし、スピッツァーはそれを却下します。[97] 一方で、三環系抗うつ薬が有効で電気けいれん療法が無効なパニック障害はみごと採用されます。こちらはアップジョン社（ソラナックス）の後援があったようです。[98] 二人は途中まで仲よくやっていましたが、結局ＤＳＭ－Ⅲの途中で決裂してしまいました。

でも、その前にドナルド・クラインも笠原先生のご意見を聞かれていたら、エンドゲノモルフィック・デプレッションを、たとえばイミプラミンのガイギー社からの支援をとりつけて、もう一押しできたのかなと。だったらＤＳＭの診断項目や基準も変わっただろうし、その後の世界のうつ病臨床も変わったのかなと思ったりします。

**笠原**：いや、僕の英語では全然駄目だったと思います。お互い酔っ払ってて。

**大前**：クライン先生も九十歳ぐらいまでご活躍でした。

**笠原**：そうですか。

**大前**：はい。

**笠原**：もう亡くなられたんですか。

**大前**：そうですね。残念です。

笠原：惜しいですね。

大前：ただ、クライン先生の同僚だった、電気けいれん療法で有名なマックス・フィンク先生は、百歳でご存命みたいです。

笠原：そうですか。

大前：彼は九十五歳でカタトニアの新作(99)を書かれていました。

笠原：そうですか。

大前：そういえば先生は、一度ロバート・スピッツァーとも会われていますね。

笠原：彼が日本に来たときに会いました。

大前：笠原・木村分類にあまり興味なさそうだったという。

笠原：若い女性のケースワーカーと一緒で。

大前：ジャネット・ウイリアムズですね。

笠原：あの人たちは新婚旅行みたいで、そのことが日本旅行の主目的のような感じだった。だから、話をしても無駄だと思ったので、初めからそれほど真剣に話しませんでした。

大前：ロバート・スピッツァーもいろいろ今見てみると面白い経歴の人です（コラム８）。

## （コラム8）　ロバート・スピッツァーが若かったころ

ロバート・スピッツァー（一九三二―二〇一五）は、一九八〇年に出版されたDSM-Ⅲのタスク・フォース委員長として著名である。[100] ただし彼も当初は精神分析志向であり、ウィリアム・ライヒの研究をしていた。当初ウィーンでフロイトの薫陶を受けたライヒは、ドイツ、デンマーク、スウェーデン、ノルウェーを経て一九三九年米国に渡った。その地でライヒは、神経症などさまざまな精神障害のみならず、がんなど万病の治療にも有効な、オルゴン集積器（オルゴン・ボックス）という怪しげな健康グッズのようなものを開発・販売した。

一九五二年から一九五三年にかけてスピッツァーは、オルゴン集積器を用いた一連の実験を行っていた。しかし否定的な結果が相次いだため、スピッツァーはライヒに手紙で問い合わせた。するとライヒは、「『この二年間の激しい大気の乱れ』が（オルゴンエネルギーの）温度差を大きく狂わせてしまった」と答えた。当時ライヒは、放射能の影響によってオルゴンエネルギーが死のオルゴンに変化するといい、これを制御するためにクラウドバスターという大掛かりな装置（画像検索は容易である。なお、ケイト・ブッシュの楽曲「クラウドバスティング」（一九八五）のプロモーションビデオでは、ライヒ親子がクラウドバスターを用いて人工降雨実験に挑戦し、ライヒが逮捕された直後にケイト・ブッシュ扮する息子が実験に成功するショートドラマを鑑賞できる）を開発・実験していた。すなわちこれは、冗談ではなく大真面目な回答である。これを受けてスピッツァーは、「オルゴンエネルギー機能の劇的な変化があったとして、人間の身体に悲惨な影響が及んでいない事実は不思議である」「オルゴンエネルギーによって温度が得られるならば（中略）、不毛の荒地を繁栄する地域へと変え、現代産業に革命をもたらすエネルギー源を全世界に提供できるだろう」と理論自体を茶化す結論をつけ加えて、American Journal of Psychiatry 誌に投稿した。論文は却下された[101・102]。

一九五四年、オルゴン集積器についてＦＤＡ（米国食品医薬品局）はライヒを詐欺罪で告訴し、販売差し止めを命じた。裁判に先立ってＦＤＡは、ライヒの有罪を確実にしてくれるだろう専門家証人を求め、米国精神医学会がスピッツァーを推薦した。しかしライヒはオルゴン集積器の販売を止めず出廷を拒否し、侮辱罪で投獄された。さきの「クラウドバスティング」で描かれたのはこの事件である。そのため、スピッツァーは召喚されなかった。

間もなくスピッツァーは精神分析方面に見切りをつけ、サイコメトリー、精神計測学のほうに宗旨替えをした。

**笠原**：当時の米国精神医学会チェアマンの回顧談を読んでいると、スピッツァーを選んだのは私だと書いています。

**大前**：メルヴィン・サブシン[103]ですね。

**笠原**：結果的には成功だったと書いてあります。誰と誰を比べてスピッツァーを選んだということは書いていません。

大前：可能性があるとすれば、同じく精神計測学をしていたズビンですね。後に脆弱性ストレスモデルを言っている人です。

笠原：サブシンという人も毎回学会に来ていて、随分精力のある人に見えました。

大前：向こうのエグゼクティヴの精力性は、人間業とは思えません。

笠原：随分偉い人だと思っていました。

大前：先生はＤＳＭ－Ⅲが入ってきたときに、割に好意的に紹介されていた印象がありましたけど。

笠原：ええ、そうです。あれ一九八〇年に出るんです。その辺りで、たまたま僕は精神神経学会の大会長だった時がありました。会長講演で、その時にはＤＳＭ－Ⅲを宣伝しました[104]。だから、期待はしてたんですけど。

大前：ある意味、多軸診断でしたよね。

笠原：そうですね。

大前：でもＤＳＭも、新しいＤＳＭ－５になると多軸診断を捨ててしまいました。

笠原：もう終わりましたね。

# 保健管理センターへ——学園紛争と「スチューデント・アパシー」研究

## 新たなテーマを求めて

大前：お話を戻しましょう。京都で先生は精神医学講座から、一遍、保健管理センターへ転出されるのですね。

笠原：私は場所が変わると、何か新しいテーマを見つけてしなくてはならないという強迫観念（？）がありました。移った先は保健管理センターで、学生に結核が非常にはやったときに、結核のドクターが文部省にそのような提案をしていたのがやっと実ったのです。そうしたら、もうどこにも結核がなくなっていました。でもポストができたので、誰かが行かなければいけません。私は喜んで新しいところに移ったのですが、そこで何をするか考えました。周りを見て、一番困るのは「留年生」でした。長期留年というのは本当に何年でも大学にいました。

大前：のちに、スチューデント・アパシーの研究[105]をまとめられます。

笠原：ほんとうに、それは結構一所懸命やったんですね。珍しく、村上教授もこのときは「この仕事はいいだろう。まだ誰も言っていない」とＯＫを出してくれました。ふつうは、論文をもっていくと最初は「このテーマはどこそこの棚に書物がある」とかクレームがつくのです。こちらも慣れてくると、だまって引き下がって部屋で待ちます。そうすると、教授自身が部屋へ来られて「さっき言ったほど悪くはない」とおっしゃるのが常でした。しかしこのときはそういうことは全くなかったのです。その頃、自殺が増えたり、そうですね、いろいろ学園紛争が起こり出して、学生がとても不安定になっていました。本当に京都大学の門前の、時計台の前で皆、めちゃくちゃをしていました。あのようなことをインテリ青年がするのだと驚きました。あれはいまだに私が解けないことです。

大前：だから、運動であそこまで熱くなっている学生さんがいる一方で、白けているというわけではないけれども、無感動な人たち、長期留年者がいる、それをどう考えるかと。

笠原：そうです。まったくそうですね。熱い青年たちがいる一方で白けてる人がいることを、大学人としてはどう考えるのか。だけども、昔の旧制の高等学校の卒業者なんかはみんな、そういう人が偉くなるんだとか、三年ぐらい浪人した人が大家になるんだとかいう説を唱える文科の教授が何人もいて、私の発表を批判していましたね。

大前：そんな手をかけて治療なんかしないでもいいのでないのかと。

笠原：うん。そういうやつが偉くなるんだからってことで。

大前：それはそれで無責任な話ですね。

## 学園紛争をどう考えるか

笠原：昔の先生って、みんなそうです。だから、そういう意味では学園紛争はいろんな教授と、他の学部の、他の学問を専門とする教授と話す機会を持てましたね。

大前：でも、あの当時、先生もそうですけど、教室員の多い教室を主宰されていた教授先生たちは、もうそりゃ大変だった。

笠原：それはほんとですね。

大前：先日亡くなられた原田憲一先生も、信州大学でもちろん大変ではあるけれども結構充実した研究と教育に取り組んでいたところを、東京大学に半強制的に呼び戻されて就任されました。するとそこではもう事態の収拾に必死で、とても研究や教育どころではなく、主任教授としての職位を全うできなかったというので、やっぱりずっと後になっても悔やまれていました。有名な意識障害の研究[106]もほぼ信州で仕上がっていて、東京ではそれ以上深められなかったそうです。

笠原：まったくそうです。教師にとってずいぶんの傷でしたね、あれは。だから、私は今でも思うんですが、青年論を論じたとすれば、あの時の学生というか若いお医者たちの反乱をどう説明するのかと。それはできないから、もっと言えば、オウムを分からないというのは、これも当然だけど、もっと、もうちょっと私たちの身近にいた学生たちの、大学生たちのあの乱暴をどういうふうに解釈したらいいのか。それについて私はとうとう何にも書けませんでしたけどね。ほんとに不思議でしたからね。

大前：いろいろな先生に伺いましたけども、あの件については皆さんも恨み骨髄という感じで。

笠原：恨み骨髄だけども、説明つかないんですね。しかし、しゃくに障るんだよね、ほんとに。

大前：しゃくに障るのですね。その時に運動されていた方が、のちは結構、何もなかったかのように。

笠原：そうです。三派とか民青とかの専門家と違うところですかね。

大前：そうかもしれません。

笠原：何か治っちゃったら……。

大前：結構穏やかな老後を迎えていらっしゃる先生が、たくさんいらして。

笠原：そうです。それで、けろっとしてるんですよね。だから、こっちももう一遍問い直す気にならない。でも、あれは不思議でした。

大前：不思議ですね。

## 中公新書『青年期』

笠原：僕は『青年期』という新書[107]を一つ書いたんです。

大前：一九七七年の中公新書ですね。これはよく読まれた。

笠原：ずいぶん読まれたんですね。

大前：十五万部売っています[2]。

笠原：あれは売れ過ぎです。

大前：いや、快挙です。精神医学の本で、しかもそんなに一般におもねった本でもないのに。

笠原：あそこにも書きましたけれども、ゴルフを習いだした頃で、あの本を一所懸命、書いていたものですから、ゴルフはとうとううまくなりませんでした。

大前：ゴルフは名古屋で始めたのですか。京都の頃からしていたのですか。

笠原：京都のときです。

大前：医局の仲間ですか。

笠原：ゴルフは医師仲間ではなく、家内の友達とだったと思います。家内は運動神経が良くて、私は運動神経が悪くて、間もなく、あまりにも下手なのでやめました。『青年期』を一所懸命書いたことは印象に残っています。

大前：そこで先生がゴルフに凝りはじめてしまったら、本の何冊かがなくなっていたでしょう。われわれにとっては幸いでした。

笠原：私は本当に運動が下手です。

大前：お父さんもゴルフに一所懸命だったものの、あまり得意ではなかったそうですね。

笠原：スコアを見たら私と同じようなものでした。

大前：さて『青年期』の内容です。

笠原：そう。あれは、私の全くのオリジナルなんです。しかし、あまり常識を逸脱してはいけないと思って、種本を一冊選びました。アメリカのなんとかいう双書があるんですよ。(108) その中の一冊を参考にしましたね。

大前：そうなのですね。「アメリカつまんない」と言いながら、ちゃっかり利用されている。

笠原：そうそう。やっぱりアメリカという国は、ある面ではとても分厚いものをもっていると思います。精神医学じゃなくて心理学かな、あれは。

大前：でも、アメリカでは長期留年って問題にならないと思います。みんなさっさとやめちゃうので。

笠原：そう、留年させないしね。本人がやめていくのを、どうぞご随意にという感じでしょうか。

大前：そうですよね。

笠原：それ、日本は抱え込むんだよね。抱え込むためにああいう人をつくっちゃうわけだけど。だけど、そういう人が将来どうなってるのかということは、追跡できていないから分からない。

大前：最初先生は、長期留年者や、現在でいう、ひきこもり、アパシー、無気力の人たちが、恐らくは遠からず分裂病になるだろうと思っていたのですか。

笠原：思っていましたが、会ってみると全然違いました。分裂病のニュアンスのかけらもありませんでした。

大前：今で言うと精神病発症危機状態ARMSといわれるような状態なのかと思いました。

笠原：それはどのようなものですか。

大前：表面的にはただの長期留年や無気力や単なる生活リズムの乱れのように見えるけれども、実は聴覚過敏があったり、つかみどころのない漠然とした妄想気分のような訴えがあったりして、その後の経過をフォローしていくと顕在発症するのか、それとも一過性で収束してしまうのかというようなケースです。発症後に指摘されているような脳器質的な脆弱性が、顕在発症前から準備されている場合が多いという研究もあります。

笠原：私の印象では、そのようなエモーショナルなというか、感情面の異常はほぼありませんでした。私には分裂病とはどうしても思えませんでした。しかし、この人たちはフォローアップできないのです。ただひとりの元医学生だけが例外です。神戸かどこかの講演に行ったときに、「私は昔、あなたにお世話になりました」と、ある開業医に言われました。そして、あれはあなたでしたかと思い出しましたが、その人はやはりスチューデント・アパシーでした。何年も留年していました。医学部はやはりすごいところです。いくら留年しても卒業できるし、そして、開業もできて、結婚もしていました。ごく普通の内科医でした。スチューデント・アパシーで病後に出会ったのはその一人だけです。

**大前**：私は東京大学の分院神経科に入局したのが一九九五年で、あの頃は大学の保健センターから紹介されてくるような方については分裂病の顕在発症に気を付けろと言われて、ドグマチールやフルメジンなどの抗精神病薬を少量だけ出したりしていました。経過を見ていましたが、何年たっても顕在発症せず進行するわけでもなく、良くなったらおそらくもう来なくなりますから、分かりません。あれを早めに分裂病圏と疑い、経過を慎重に見るだけならまだしも、親を呼び立てて厳しめの予後予測を伝えて薬物療法まで行うのは果たしてどうなのでしょう。あまり得るものは少なかったのではないかと、今では反省しています。

**笠原**：あまり急いで診断しないことが大事ですね。あとで意外に大物になっているかもしれないし……。

**大前**：そうですね。患者さんのほうは患者さんのほうで医者から姿を消す権利もあるでしょうから、難しいところです。

笠原：それは私もほんとに、保健管理センターというところに四年いて、嫌になるほど乱暴する大学生を見てきて、彼らがどうなっていくのかということを、ついに分からなかったですね。でも、あの暴力を経験し、そして通過したから、すぐ後に経験する精神神経学会の乱暴ぶりぐらいは、まあまあ耐えられたかなと思います。

大前：その金沢学会が一九六八年。まさに、保健管理センターに移られた年だったのですね。

笠原：そうです。

## 名古屋大学医学部精神医学教室へ

### 企業のメンタルヘルス

大前：先生はところで、名古屋に移られたのが一九七二年。

笠原：ええ、そうです。

大前：そこからは、学生さんではなくて、企業人のメンタルヘルス。

笠原：ええ。それは、つまらなかったですけどね。

大前：つまらないですか。

笠原：でも、そういう企業のメンタルヘルスみたいなものにかなり関わりました。

大前：東海銀行と中部電力でしたっけ。
笠原：はい。東海銀行なんてなくなっちゃったんですが、立派な銀行でしたね。
大前：今の三菱ＵＦＪ銀行の一部ですね。
笠原：そうです。カウンセリングルームがありました。当時から。有名なカウンセラーがたくさんいました。
大前：ですってね。樋口和彦先生、河合隼雄先生、山本和郎先生。
笠原：ええ。先駆的でした。
大前：そうなのですね。
笠原：だから、その当時、カウンセリングというのに出会ったんですね。もっとも、それは京都大学の時から少し、教育学部の教育心理の教授から、「分裂病だけ教えてくれんか」というお申し出があって。
大前：そうか。分裂病の他はいらないと。

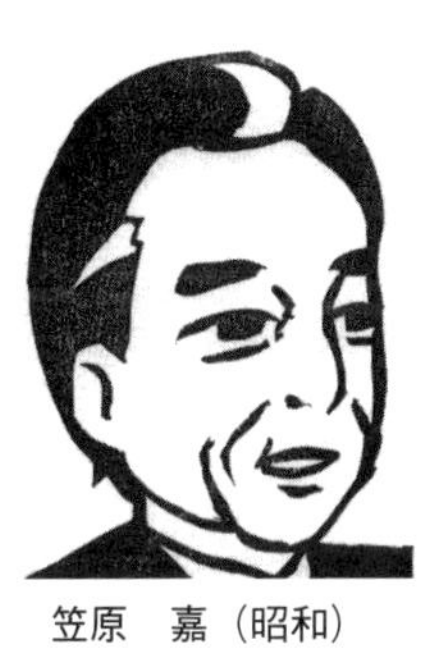

笠原　嘉（昭和）

笠原：うん、他はいいからって。
大前：うつ病も聞いといたほうがいいと思いますけどね。
笠原：「それは無理ですよ」と申し上げて、ポリクリの時間を作るから、大学院生を数名ならトライしましょうと言って。
大前：なるほど。
笠原：そういうのを始めました。でも、学園紛争で間もなく駄目になりましたけど。しかし、私は、カウンセリングに関係した意味では、それが一番深いかしら。

**大前**：そうだったのですね。

**笠原**：河合先生が来る前ですけどね。河合さん来てからは、河合さん独特の。

**大前**：河合隼雄先生ですね。

**笠原**：そうです。

**大前**：ちなみに、弟さんは京都大学の後輩で、てんかん学の。

**笠原**：河合逸雄君って、とってもいい男でしたね。

**大前**：そうだったのですね。

**笠原**：うん。僕も逸雄の友達でしたが、ころっと死んじゃったんですね。

**大前**：ええ、早すぎました。霊長類学の雅雄さんはお兄さんですね。篠山のご出身です。

**笠原**：そうそう。

**大前**：先生は保健管理センターで学生さんや企業で会社員を診療したりしながらも、うつ病だけでなくて分裂病に対しても小精神療法をみがかれていきます。

**笠原**：ええ。

**大前**：外来分裂病についても書かれていますし。

**笠原**：ええ。

**大前**：軽症化ですよね。金子寿子さんとの共著で。

表４　外来分裂病（仮称）の特徴（1981）（文献109より引用）

| |
|---|
| 1）自発的に通院する |
| 2）治療室では整然としている |
| 3）体験陳述力がある |
| 4）経過上、急性期消退後「無為・退行の時期」をかなり長く持つ |
| 5）家族のサポートが得られる |
| 6）社会適応のための現実的努力をおこたらない |

笠原：ええ、彼女はケースワーカーです。

大前：一九八一年ですね。外来分裂病（仮称）の特徴をまとめておきました[109]（表４）。

笠原：はい。

大前：このように、先生としては、薬物療法や保険診療に合わせて精神療法をアップデートしていかれたのですね。

笠原：いつも似たようなことを言ってるんですね。

## 病後の経過―マイヤー－グロスの研究

大前：他では、永田俊彦先生の寛解後疲弊病相[110]に注目されています。さらにここで、先生は、多分お若い頃に読まれた一九二〇年のヴィルヘルム・マイヤー－グロスの論文[111]から引用されています。Stellungnahme ですね。

笠原：ええ。あれはとっても参考になりましたね。あれ昔こういうことを論文にする人がいたんだと、驚きました。

大前：そうですね。ドイツ語で五十ページ近くある大論文です。

笠原：そうですね。

大前：ただ、一九二〇年ですから先生がフレッシュマンでご覧になった段階でも、既に古かったのではないですか。

笠原：ええ、古かったですね。随分探したと思います。

大前：そうなのですね。

笠原：ええ。

大前：皮肉なもので、当時よりも今のほうがその辺の昔の論文にはアクセスしやすいですね。

笠原：そうですか。

大前：主要な雑誌のデータはインターネットアーカイブに上がっているので、けっこういろいろ手に入ります。いわゆる精神病後抑うつ post psychotic depression、について語る場合に、大体始まりとしてマイヤー－グロスが取り上げられます。

笠原：ああ、そうか。

大前：病後の態度の一つに、絶望、Verzweiflung というのが書かれていて。

笠原：そうですね。Stellungnahme なんていうのは、他の人、誰も使わないんですよね。

大前：使わないですね。だって、ちょっと強い言葉ですよね。態度表明とか姿勢表明ですから。

笠原：あれ、やっぱり英国人だから、外国語をああいうふうに使ったんだろうか。

大前：マイヤー－グロス自身は、本来ドイツの人です。いわゆるハイデルベルク学派の中核の一人でした。

笠原：そうですか。

**大前**：はい。彼はユダヤ系だったから、一九三三年にナチがドイツの第一党になったところで見切りをつけて、英国に移ったわけです。[112]

**笠原**：そうですか。

**大前**：彼は結構裕福だったからさっさと逃げられたけど、それでも相当苦労されたみたいです。

**笠原**：そうですか。それは、フロイトが逃げたよりも早い。

**大前**：そうですね。一九三三年というタイミングは、考えられる限り早く逃げています。ちょっと余計な話ですけど、ロンドンのモーズレイ病院では、エドワード・マポーザー、実際はメイポサーと読んだ方が近いのかな、というディレクターと、オーブリー・ルイスというのちの超大物がいました。どちらもユダヤ系です。ルイスが過去にハイデルベルクに見学に行った際に、マイヤー＝グロスに世話になったそうです。そこでモーズレイ病院はロックフェラー財団から資金援助してもらい、それでポストをつくってマイヤー＝グロスを招聘したそうです。

**笠原**：そうですか。

**大前**：ヴィルヘルムからウィリアム、そしてウィリーと呼ばれるようになったマイヤー＝グロスは、英国で『臨床精神医学 Clinical Psychiatry』[113]という立派な教科書を一九五四年に出版しました。でも気の毒だったのは、ドイツが敗戦の傷跡から立ち直りつつあった一九六一年、やっとハイデルベルクの旧家に帰ろうと荷物をまとめているときに亡くなってしまう。

**笠原**：そうですか。ハイデルベルクへ帰る資格はあったわけだ。

**大前**：もう戦後でしたから。ドイツが経済復興を遂げてからです。それで、もう英国の仕事も一区切りつけて帰ろうと思ったとき、細菌性心内膜炎で倒れてしまいます[112]。

**笠原**：Stellungnahme の一つに Neues Leben というのもありましたね。

**大前**：「新たな生」ですね。

**笠原**：うん。だから、やはり発作が、シュープが来て、新たに宗教的な回心が訪れたり。そういうのを Neues Leben と言ってたけど、面白いですね。そういう例に僕は会わなかったけど。

**大前**：でも、あの時代の皆さんは本当に過酷なご体験をされていて。

**笠原**：その頃、薬がまだなかったから、いろいろ面白いケースが出たんでしょうね。

**大前**：マイヤー－グロスの教科書は、当時の英語圏で生物学的精神医学のオリエンテーションを持っている人にとっては唯一無二の教科書でした。当時他の英語の教科書は皆、精神分析寄りだったわけです。マイヤー－グロスは、ハイデルベルク派の精神医学、そして内因性うつ病や軽症うつ病のような概念もきちんと英国で紹介しています。

**笠原**：あれは確か英語で書かれた厚い教科書でしたね。

**大前**：ええ、分厚いです。一九五四年に第一版、一九六〇年に第二版で、第三版は確か一九六九年でした。後にアメリカの新クレペリン主義者といわれた人たち、すなわちイーライ・ロビンスやサミュエル・グーズ、ジョージ・ウィノカー、フレデリック・グッドウィンといった人たちはマイヤー－グロスの教科書をよりどころにしたそうです[114]。

笠原：マイヤー－グロスまではハイデルベルクの影響があったのですか。

大前：そうです。ただ、新クレペリン主義はオリジナルのクレペリンの精神医学とは似て非なるものではあります。その根底にはアメリカに独特なアドルフ・マイヤーのサイコバイオロジーが息づいています。また、クレペリン晩年の転向が考慮されていません。

## うつ状態の笠原・木村分類

大前：それで、笠原先生が木村敏先生と名古屋時代にディスカッションなさって、『精神神経学雑誌』に掲載された「うつ状態の臨床的分類」。いわゆる笠原・木村分類、これが一九七五年です[115]。これはある意味ＤＳＭの先取りでもある多軸分類ですね。病前性格、発病状況、病像すなわち症状、治療への反応、そして転帰、この五つの軸をもって分類する。これもやはりあくまで治療のための類型ですね。

笠原：そうですね。

大前：久々の木村先生です。当時は名古屋市立大学の精神医学教室を主宰してらっしゃいました。でも木村先生と話し合うために、大学の関係者などには内緒で場所を設けてもらわなくてはならなかったのですね[2]。この話にはびっくりしました。

笠原：学園紛争の頃です。

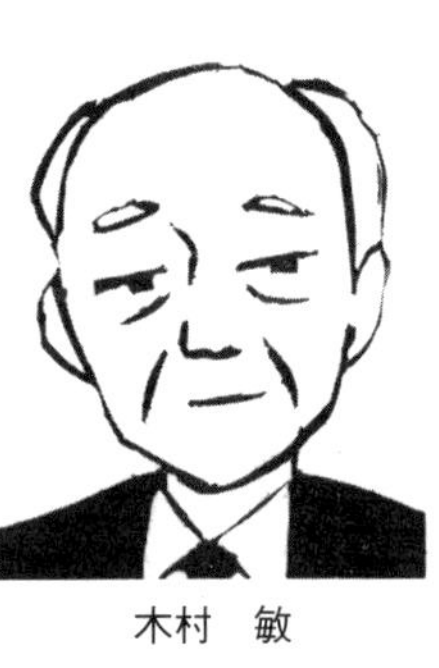
木村　敏

**表５　笠原・木村のうつ状態分類（要約版）**（文献 83，84 より引用）

| | I 型 | II 型 | III 型 | IV 型 | V 型 | VI 型 |
|---|---|---|---|---|---|---|
| | メランコリー性格型うつ病 | 循環型うつ病 | 葛藤反応型うつ病 | 偽循環病型分裂病 | 悲哀反応 | その他のうつ状態 |
| 心的水準の高低 | I-1 単相うつ病 | II-1 うつ病相主導 | III-1 神経症レベルのもの | IV-1 うつ病像のみ | V-1 正常悲哀反応 | |
| | I-2 軽躁の混入 | II-2 躁とうつの規則的反覆 | III-2 逃避・退却傾向のあるもの | IV-2 躁病像の混入 | V-2 異常悲哀反応 | |
| | I-3 葛藤の二次的露呈 | II-3 躁病相主導 | III-3 精神病レベルのもの | IV-3 分裂病症状の併存 | V-3 精神病レベルの症状の混入 | |
| | I-4 非定型精神病像の混入 | II-4 非定型精神病像の混入 | | | | |

**大前**：そのような時代なのかと想像もつきません。確かに講座の主宰者同士が密談するわけですから，勘づかれると要らぬ勘繰りを受けるので，それはまずかったのだろうと思いましたが。

**笠原**：しかも，その話をしても両方とも折れないわけだから，まとまらないのです。

**大前**：木村先生もおっしゃっていたように，何か細かいところでは意見の擦り合わせが大変だったように。

**笠原**：ええ。彼も頑固ですから，「うん」と言わないところは言わないので。

**大前**：譲らないのですね。

**笠原**：特に彼は臨床に，あまりにも臨床的なことは嫌なんですね。若干やはり抽象化した。

**大前**：形而上学的な。

**笠原**：そこは，「君の意見は分かったけど，それは別のところで書いてくれ」ということで，何とか収めて。私のほうが三年先輩ですから。

**大前**：そういえば、木村先生がリュムケのプレコックスゲフュールについて書かれていて[116]。それで、リュムケの書き方もちょっとずつニュアンスが変わるのだと。

**笠原**：ええ。

**大前**：当初は人間学的・現象学的な本質をついた概念だったけれども、だんだん臨床的な症候論に引き下ろされてしまった。木村先生の好みからいわせれば、ちょっとこれは違うなという。

それに対して北海道の諏訪望先生が、「臨床的次元を低次元とみなすことには問題がある」[117]と苦言を呈していらっしゃいました。もっとも実際には、木村先生自身が臨床を軽んじていたわけでもないとは思うのですけど。

**笠原**：それは、そんなことないんです。自分は極めて臨床的だと思ってたんですよ、彼は。

**大前**：木村先生自身は思っていらしたと。

**笠原**：そう、そう。

**大前**：先生は直接ご覧になっていらっしゃるから。

**笠原**：僕は、やっぱりもうちょっとこっちへ来いよという感じでした。あれやっぱり本質的に哲学者なのでしょうね。考え方が、臨床的なことでもやはり深く考えますから。

**大前**：何か直接見たり触ったり聞いたりできるものじゃなくて、やっぱりその奥にある本質だとか、そういったものに対する徹底的な追求がすごい。

**笠原**：それはすごいですね。「音楽」をやってたからかな。特に伴奏をやってた。彼はね。伴奏者というのは、しょっちゅう「間（ま）」を考えてないといかんでしょう。間の感覚が狂うと全然伴奏者は駄目なんで。で、訓読みで「間（あいだ）」、平仮名で「あいだ」ということを言い出したわけです。(118・119)「初めはやっぱり音楽から考えたんだ」と言っていました。

**笠原**：ああ、そうですね。

**大前**：木村先生は、エトヴィン・フィッシャーというピアニストの『ベートーヴェンのピアノ・ソナタ』という本(120)を翻訳されています。木村先生ご自身が誇りに思われている業績のひとつだと思います。

**大前**：フィッシャーは当時ベートーヴェンの権威といわれていました。これは夏季セミナーの講義録です。

**笠原**：ああ、そう。難しいのですか。

**大前**：難しいですね。でも翻訳は行き届いています。それだけ木村敏先生がドイツ語に堪能だというのもあると思います。けれども「あいだ」というのが、また難しい概念です。

例えば話はまったくずれるようなのですが、岡本太郎さんが、大阪万博のテーマが進歩と調和、プログレスとハーモニーだというけれども、ハーモニーというのは何か通常の日本人が考えるような、阿吽（あうん）の呼吸で合わせせましょうといった生ぬるいものではない。そこではまず異質なもの同士が最初にあるのだと。で、その異質なもの同士がぶつかり合って、そのせめぎ合いから出てくる混沌（こんとん）としたエネルギーの坩堝（るつぼ）から創発してくるのがハーモニーなのだといったように表現されていました。やはり同じ言葉を使っていてもニュアンスはかなり違うのだなと痛感しました。だから、特にドイツの一オーケストラでいうハーモニーというのも多分そうだと思うのですね。

流といわれるオーケストラとかだと、まず自分が大きい音を出して主張します。それで、相手も負けずにでかい音を出して、でも、そのぶつかった音を相互に聞き合って、戦いじゃないですけど、そのきしみ、葛藤、ぶつかり合いから一段階あがった新たなステージの調和が立ち現れてくる、弁証法のようなモーメントですか。

**笠原**：そういうものですか。

**大前**：なので、われわれ日本人が思うものとかなりイメージが違うのだなと思います。

でも、笠原先生と木村先生のうつ状態分類でⅠ型のメランコリー性格型うつ病のところは、そんなにもめなかったのじゃないですか。

**笠原**：そうですね。もめなかったです。Ⅱ型もあまりもめないと。

**大前**：循環型のうつ病・躁うつ病ですね。

**笠原**：うん。その後……。

**大前**：Ⅲ型の葛藤反応型うつ病ぐらいになるとちょっと怪しくなって。

**笠原**：そう。

**大前**：で、Ⅳ型の偽循環病型分裂病、つまり分裂病と躁うつ病の境界領域とか、あの辺は相当もめたというのが。

**笠原**：もっとも、あの頃はそういう議論をしていることが楽しかったですからね。

**大前**：そうなのですね。木村先生は、だから偽循環病型分裂病といって、表面に出ている症状は躁うつ病かもしれないけれど、この人の生き方は分裂病のそれであると言って。

**笠原**：そうそう。

**大前**：主診断はあくまで分裂病であると譲らなかったですから。

**笠原**：そういうことですね。何か生き方みたいなものなのかな。

**大前**：だから、木村先生のおっしゃる疾患概念というのは、通常の医学で言う疾患概念とは違った次元にあった。

**笠原**：ちょっと、同じものにはならないですね。

**大前**：私が一番大きかった出来事だと思うのは、平澤先生直伝の軽症うつ病をI型に持ってきたところです。それ以前だったら、循環型の躁うつ病がI型としててっぺんに来るはずです。つまり「うつ状態」の典型像が、重症の双極性障害性の抑うつから軽症の単極性抑うつへ移動しました。これが日本のうつ病観を形作り、そして完成させたのだと思います。

**笠原**：あの当時でしょうか。もう少し後は変わってしまいますか。あの当時の、と言うべきですか。

**大前**：恐らく、このうつ病観が日本では二〇〇〇年くらいまで生きていたと思います。[121] 選択的セロトニン再取り込み阻害薬すなわちＳＳＲＩが日本で発売されたのが一九九九年で、それ以前の三環系抗うつ薬との勢力分布が入れ替わるのが二〇〇〇年過ぎです。少なからずの先生方が、自分でお金を出して買った本や手間をかけてとったコピーでなく、薬屋さんがもってくる鮮やかなグラビアだけど薄いパンフレットで勉強するようになってしまいました。パンフレットでは、少しでも多くの人に

**表６　疾病概念の比較**

（ニッポンのうつ病からうつ病（DSM-5）へ）（文献 123 より引用）

| | ニッポンのうつ病（軽症内因性うつ病） | うつ病（DSM-5）／大うつ病性障害 |
|---|---|---|
| 疾病概念 | 一疾患単位 | 特有の症状群（多因子性） |
| 指標 | 脳神経疾患の仮説で規定 | 臨床症状群で規定 |
| 疾病と人格 | 不可分 | 別の次元 |
| 原因 | 不明 | 神経伝達系の異常<br>成因に異種性が存在 |
| 重症度 | 軽症 | さらに軽症 |
| 予後 | 良好だが反復性 | しばしば慢性化 |
| 病名告知／心理教育 | 容易 | さらに容易 |
| 治療 | 主に薬物療法<br>経験重視 | 薬物療法と心理社会療法<br>エビデンス重視 |

抗うつ薬を処方してもらいたいので、それならば笠原・木村分類のＩ型よりも範囲の広いＤＳＭの大うつ病性障害を対象にするほうが好都合です。そこで情勢が変わってしまったという印象があります。業績評価が英語論文主体となり、そのためにＤＳＭ診断に従わざるを得なくなったという背景もあるでしょう。そして、ＤＳＭ－５以降は大うつ病性障害をうつ病と訳する決まりになりました。つまり「うつ病」という診断の意味するところが平澤先生の軽症うつ病あるいは笠原・木村分類のＩ型からＤＳＭの大うつ病性障害に置きかえられてしまいました。これは二〇〇二年に日本精神神経学会が精神分裂病を統合失調症に呼称変更した以上に大きな出来事です。しかもうつ病の方は、何の公式な声明も討論もないままに、こっそりと変更されました（表６）。私が精神科臨床にたずさわってから二十八年のうちで、これはもっ

とも大きな診断概念の変化です[122・123]。

**笠原**：現在でもI型は生きていますか。

**大前**：I型の患者さんは、かわらずいらっしゃいます。ただ、他のうつ状態を盛り込んだフルセットの分類があるからこそ、I型の有用性が生きると思います。他の型を地（図に対して）呼ばわりしたら失礼なのですが。

**笠原**：最後に残ったのは躁うつ病の人でした。軽くなっているのだけれども、やはり時々、奥さまに怒られたりすると起こるので、そのときは私のところへ助けを求めに来ます。

**大前**：躁うつ病は難しいです。

**笠原**：あれは大きな病気ですね。

**大前**：社会予後は決してよいとはいえません。

**笠原**：それでも、リーマスという薬はよく作ったものです。

**大前**：作ったというか、元素そのままです。あの発見の歴史がまた面白いです。アメリカではリーマスが売り出されたから、一度は消えた双極性障害の診断がよみがえり、そして生き残ったようなものです[124]。薬が出たら、それに合わせて診断が書き換えられます。それも学術的なエビデンスというよりは製薬会社の意向に従います。

## 精神医学と芸術、病跡学

大前：医師では科を問わず仕事とは別に、玄人はだしの趣味や芸事をたしなんでいたり、芸術への造詣が深かったり、哲学書を読みこんでいたりする先生が少なからずいらっしゃいます。人生の余白ではありませんが、そういった人の割合が精神科は高かったと思います。でも最近は精神科に限らずそういった医師が減ってきているように感じます。いいか悪いかという問題ではありません。

加賀乙彦先生と笠原先生の対談[125]で、笠原先生は加賀先生に、病跡学の意義はなんなのですかと、かなり強めに問うているくだりがありました。結局、見ていない人間に対して診断をつける意義は何か、実際に病跡学は診療や臨床にどのように寄与してくれるのかという問いです。病跡学に興味がないわけではないが、意義がよく分からないと話されていました。私も芸術家などの逸話は知りたい方ですし、病跡学には立派な業績がいくつもあるのですが、あなたは研究しますかと言われると少し違うと思ってしまいます。芸術の価値は精神医学の知識で語れない彼方にあるのだと思います。

私の父親は作曲家です。大前哲（さとし）といいます。ただしジャンルは現代音楽なので、まったくもうかりません。主な生計は音楽の教員で立てています。ただ、関西ではある程度、知られているほうの作曲家です。自分も小さい頃から、それなりに物を作る人を端で見ていたり、いろいろと見聞きしたりしていました。そのため、私も音楽などについて話したい気持ちは人並み以上にあります。ですが、精神科医の肩書きでそれを書くのは躊躇します。

**笠原**：あなたの父上は現在でも作曲なさっているのですか？

**大前**：現在も八十歳で作曲しています。父は教員の仕事をすべて辞めたときに、すごい解放感だと言っていました。現在はもう年金生活ですけれども、作曲家としては、最近は海外のコンクールに二作、三作と書いて応募して、結構、受賞しています。新型コロナウイルス感染症の流行以前は海外に応募して、受かったら夫婦で海外旅行に行くという生活でした。最近は行けなくなってつまらないと言っています。

**笠原**：音楽家の家庭とはどんな感じですか。

**大前**：私の家はサンプルとして適当なのかどうか、分かりません。

**笠原**：学者や音楽の先生が親だと独特でしょうね。

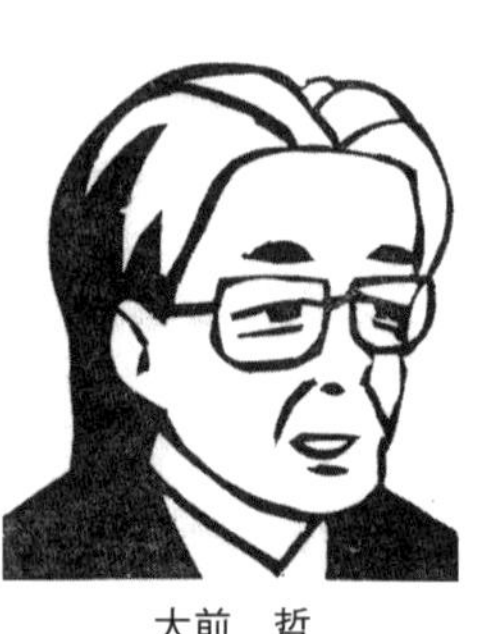
大前　哲

**大前**：そうかもしれません。ただ生計を立てているのは教職なので、いつもは普通の両親です。ことさらに芸術論をぶったりしません。父にとって音楽は語るものではなく、実践するものです。自分が病跡学をしようと思わない理由は、その辺りが影響しているのかもしれません。一部の精神科医や心理学者たちは、ときに自らの願望や理念を芸術家に投影しているかのように見えます。

**笠原**：家の中に楽器がたくさんあるのですか。

大前：それも小さな家庭用のグランドピアノがあるだけです。

笠原：母上もそうですか。

大前：母はピアノ教師です。父は作曲科、母はピアノ科ですが、二人とも大阪学芸大学音楽課程のち大阪教育大学特設音楽課程の卒業です。私を音楽関連の職業につかせようとしなかった件について、私は両親にとても感謝しています。

笠原：子どもたちにですか。

大前：受験で灘中学に入れたから、音楽でもないだろうと思ったらしいです。私が医学部に入った理由も、母方の祖父が医者だったからです。自分は医学部進学を躊躇していました。率直にいって、人助けにあまり興味はなく、のんきな学者になりたかったのですが、結局は母親の意向が影響し、医学部に進学しました。先生が『精神科と私』(2)に、医学部の選択は母親の影響が大きいのではないかと書かれていました。うちもその通りです。親が二人とも音楽をしていたので、自分も音楽に関わる仕事をするのかと思っていましたが、最終的にはしなくてよかったと思っています。

笠原：精神科医のほうがましですか。

大前：音楽のような仕事は華やかに見えるけれども、実際にスポットライトを浴びる人はごく一部で、大多数の人はつましいものです。よほどの情熱がなければ続かないでしょう。私の父親が現在でも作曲をしているのは、既存の音楽に満足できないならば自分で書くしかない、そして一人でも多くの人に自分の書いたものを音にして聞かせたいというパッションが、八十歳近くになっても衰えていないからです。私も文章を書くときはそれなりの情熱をもって書いているつもりですが、到底及びません。

**笠原**：病跡学で一家をなしている人はいますか。

**大前**：最近の海外で病跡学と呼ぶに相応しい業績はガミー[126]などにありますが、いま学会まであるのは日本だけでしょう。ドイツにおけるクレッチマー[127]やヴィルヘルム・ランゲ＝アイヒバウム[128]の天才論における、傑出した人々に学ぼう、あやかろうという姿勢の根底には、時代性の産物ですけれども、優生学があります。現在の日本の病跡学とはかなり違います。現在の日本の病跡学は、優生学との結びつきからは幸い解放されている一方で、医学の一領域を超えてしまっているように見えます。ただ、関わった先生だから持ち上げるわけではありませんが、飯田眞先生と中井久夫先生が書かれた『天才の精神病理[129]』はすばらしい。病跡学で一冊というとあの本だと思います。対象者として科学者を選んだ点がよい目の付け所でした。芸術は、業績の評価が難しい一方で、科学者は、その発見や研究の新奇性や優越性について第三者が後で検証しやすい。クレッチマーの体質論と創造の関係など、知的好奇心をとても揺さぶってくれる本でした。

**笠原**：先ほどお話に出た加賀乙彦との対談中で、病跡学について辛口の批判をしたのは事実なのですが、そうはいっても、ジャンルについてはずっと気になっていました。私のまわりにそういった論文を指導してくれる人がいなかったので論文は書けませんでしたが、病跡学のかわりに『ユキの日記』（みすず書房、一九七八[130]）というのを一冊書きました。もっとも、これは「ユキ」その人よりも、御母堂の想いを一冊にするというものでした。一種の「ファミリィ・スタディ」ともいえます。そして御母堂に印税が送られるようにしました。亡くなられるまで続きました。ご本人は早くに亡くなられたので、お母さんのために出版したようなものです。加賀乙彦の憶出とともに一筆いたします。

## 精神分裂病の臨床的分類試案

**大前**：先ほどの「うつ状態の臨床的分類」を発表された後、実は先生は分裂病についても考えていらっしゃったのですね。うつ状態が、①病前性格、②発病状況、③病像（症状）、④治療への反応、⑤転帰、の五項目だったのに対し、分裂病の試案では、①病前適応、②家庭状況、③病前性格、④発病状況、⑤急性期病像、⑥治療の態度、⑦薬物（たとえばフェノチアジン）への反応、⑧初回シューブ軽快後の仮の安定期の病像、⑨過ぎ去った病への Stellungnahme、⑩再発の様式、⑪経過、⑫長期予後と、全部で十二項目あります。[131] うつ状態よりもずっと複雑な多次元診断類型を構想していらしたと。

**笠原**：ええ、これが成功しなかったですね。一九七八年の論文は自家例に加えて米国の仕事を、ジョン・ガンダーソンあたりを中心に紹介したものです。でも成功しなかった。やっぱり分裂病というのは分からなかったということですね。

**大前**：ええ。で、やっぱりうつ状態のほうが、シンプルに解析されている。

**笠原**：まったくそうでしょうね。教授になってしまうと若いときのようにたくさんの患者さんを診ないものだから。

大前：逆に言うと、分裂病というのは、とてもひとまとまりの単一疾患とは思えないのですね。多種多様な疾患の寄せ集めのようにみえます。

笠原：ええ。

大前：うつ状態と違って分裂病の分類については、木村先生と討論しても到底とりまとめられなかったように思いますけども。

笠原：まあ、無理だったでしょうね。

大前：誰かこれを引き継いでやってくれるといいのですけど。ただ、これの構想中に、やっぱりもうＤＳＭ－Ⅲが来てしまったのかなというのがありますかね。

笠原：ありますね。これからどういうふうになるんでしょうね、精神分裂病の位置づけは。

## 内因性精神病と神経症の境界領域

大前：ここまで振り返ってきたように、笠原先生にとっては内因性精神病、とくに精神分裂病ついでうつ病の精神療法というのが一貫したテーマだったように思います。

笠原：最初からそうです。内因性の精神病の研究です。多少、アペンディクスとして、心因的な難しいケースや、あるいは境界例などにも手を出しましたが、要するにそれは内因性の病気の治療に役立つであろうと思っていたからです。間もなく境界例という言葉は消えてしまいました。

大前：言われなくなりました。笠原先生は、境界例という言葉が言われはじめ、そして言われなくなるま

　でずっと見ていられました。

**笠原**：あれは隠れて、女の人にたくさんあるような気がしますが、精神科に来ないのではないかと思います。それなりに生きていける人たちなので、精神科にかからなくても誰かが助けてくれたり、誰かに助けられたりしながら過ごしているのではないでしょうか。

**大前**：ただ、そういった境界例といわれる人たちは、それこそ、身の回りに助けてくれる人がいなくなってから、最終的に弱り果てて病院に来ます。

**笠原**：そうでしょう。そのような人がクリニックへ来ますか。私はインテリが多いと感じます。私の友達の娘さんなど、そういう人が何人もいます。診療を去年（二〇二二年）の十二月で辞めて、もと境界例みたいな人が一番困ったかもしれません。どこへ行くのでしょう。

**大前**：もと境界例の人とは、もう五年十年のお付き合いですか。

**笠原**：皆、十年程度です。良くなった人は年を取ってから結婚して、静かに生きている人も何人かいます。やはり若いときの病気という感じがします。けれども、よく分からない人がいます。

**大前**：分からない人ですか。

**笠原**：治らない人がいます。ですから、心因性なのか、内因性崩れなのか、その辺りは分かりません。

**大前**：先生の精神療法の主な対象は、言葉通りの「境界」といいますか、まさにその領域なのですね。

**笠原**：ええ。

**大前**：非常に感銘したのは、境界例の治療について、先生がガンダーソンの思想史の変化を追っていたところです。[132]ガンダーソンも最初は結構精力的に、インテンシブに洞察志向的な精神療法を行いますが、最終的には彼もどちらかというと大工事はせずに、割に保護的で、保存的に長期診ていけば、境界例の経過はそれほど悪くないという結論になる。そのガンダーソンの落ち着き場所に先生が控えめに共感を示されていました。わざわざあの章をあの本のために書き加えられたのは、とても意義があると思いました。

**笠原**：境界例は消えてしまいましたが、随分苦労させられました。あれは皆、私の友達の娘さんとか会社の社長のお嬢さんといった人たちなので、何にも報告していません。でも、長くみれば何とかなるものですね。

**大前**：先生が、「私も結構歳を取って、気がついたら恋愛転移が起きんようになってまして」とおっしゃっていたのがおかしかったです。

## ジャネの影響

**大前**：医学書院から出版されたハンドブック、村上・満田の『精神医学』[133]では、笠原先生は神経症の章を書かれています。

**笠原**：あれは神経症を書く人がいなかったのです。それで私に回ってきました。

**大前**：けれども、内因性と心因性の境界領域は、先生がもっとも関心をお持ちだった領域のひとつです。なので先生は、内因性概念と対になる神経症概念も注視されたところだと思います。たまたま空いていたから引き受けたのでしょうが、これは後の研究に影響がありましたか。

**笠原**：何とも言えません。あの本は埋め草で書いたようなところがあります。

**大前**：私が確認した範囲では、小精神療法の初めはあの本かもしれないと思っています。

**笠原**：あの辺りからです。あれはヴァルター・ブロイティガムという人の、神経症の小さい本[134]が出て、それを種本にしたと思います。

**大前**：先生がＮＨＫでお話しされた内容が、先ほどふれた『不安の病理[59]』という本になっています。そこでは、不安といっても神経症性の不安は、日常の不安とは少し異質なものだと書かれています。その一方で精神病性の不安と神経症性の不安は病態水準が違うのでしょうけれども、先生の中でその境界は必ずしも、はっきりしないわけですね。だから必ずしも了解可能・不能で分けていません。その一方で、了解のリーチの範囲内にある神経症性の不安と日常の不安は分けられています。

**笠原**：分けられると思います。

**大前**：ヤスパース風に考えると、神経症系の不安と日常の不安はひとつながりで、神経症と精神病の間で引きますね。

**笠原**：そうですね。

**大前**：病後の生活史というところと、例えばダムの水位の比喩（コラム９）はどこか関連しますか。

（コラム9）

## ダムの水位の比喩

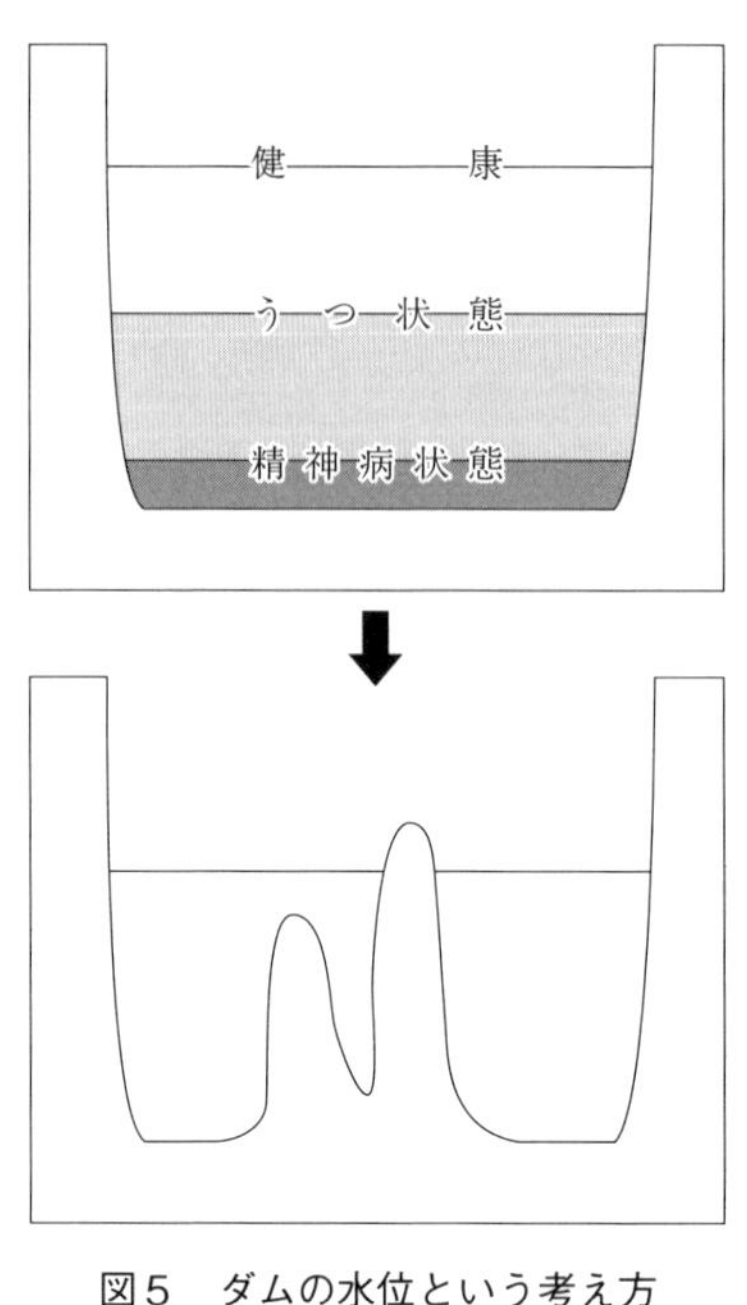


図5　ダムの水位という考え方

「ダムの水位」は心理的社会的エネルギー水準の比喩である（図5）。この比喩によれば、精神障害において心理的社会的エネルギーが一時的に枯渇し水底の障害物が現れても、自然経過に沿って水位は再び上昇すれば障害物は消えるか、障害物でなくなる。内因性精神障害も心因性精神障害も、軽症うつ病の自殺さえ抑止できれば、長期予後は悪くない。ただしそのためには少なくとも二年、長ければ五、六年は診療する覚悟を持たなければならない。（27頁参照）

**笠原**：どうでしょう。不安神経症はそれほどたくさん診ていないので、意外と私は知りません。いろいろなものがあると思っています。三十年ぐらい診ていて、もう起こらないだろうと思った人が発作を起こして本当にどうにもならなくなって、初めて入院させた。するとますます関係がややこしくなったので、結局主治医を変えたら、その先生はうまく処理してくれたということもあります。ところが、若い頃から不安発作に苦しんできた人が、四十代後半になって突然「先生、私はなおりました。長い間大変ありがとう」という婦人がいたりします。と想うと、八十代になって初めて発作をおこす老婦人がいます。ですから、やはり不安神経症は特別な病気なのだろうと思います。内因性と違って、長く診ていればいいというものではどうもありません。どうも不安神経症は簡単なようで厄介な、不思議な病気です。

**大前**：笠原先生の小精神療法のバックグラウンドには、村上先生経由で学ばれたジャネやエイの理論があります。彼らはジャクソンの神経学を精神医学領域に応用したといえるでしょう。笠原先生はとくにジャネの心理学的階層構造、心理学的エネルギー論の影響を受けていらっしゃいますね。

**笠原**：それもいいかげんですけれども、厚い本を読むのは嫌だから、村上先生の抄訳を適当に拝借しました[135]。けれども、内因性を説明する何らかの概念がいるから、それをつらつら考えるとジャネしかありませんでした。

**大前**：先生の水面の喩えだと、そこでの陰性症状は疲労のような普遍的なものですか。

**笠原**：それがよく分かりません。

**大前**：その陽性症状として不安が全面に出てくるという考え方ですね。

笠原：そこら辺が怪しくなってきました。

大前：ジャクソニズムの応用でいいですか。

笠原：そうです。

大前：通常、ジャクソンの理論では、看護師を母親だと誤認する場合、相手の女性が誰か分からないというのを陰性症状、それを母親と思い込むのを陽性症状と呼びます。裏表になっている症状ですね。同じように考えて、不安焦燥を表とするとその裏には疲労があるので、きちんと休息を取ってもらって疲労を回復させる、すなわち心的なエネルギーの水面が上がれば、不安も解消するという寸法です。はじめ私はとても納得できたのですが、また少し分からなくなってきました。

笠原：よく考えていると、いろいろなケースが出てきて分からなくなりますね。一般的には今までの説でいいと思いますが、時々不思議なケースに出会います。

大前：あのジャネの精神衰弱で出てくる症例は、神経症と診断すると重症でしょうし、人によっては分裂病と診断するケースもあるでしょう。

笠原：あと、松本雅彦さんがジャネをひたすら訳していました。

大前：コツコツとみすず書房から、一冊、また一冊と訳していました。

笠原：聞いたところによると、彼はフランス留学していたけれども、主として図書館でジャネを読んでいたという話があります。留学して木村敏さんのように、向こうの土地に溶け込んで活躍するというタイプの人ではなく、図書館族で、それがジャネの翻訳を生んだのでしょう。現在、ジャネは忘れ

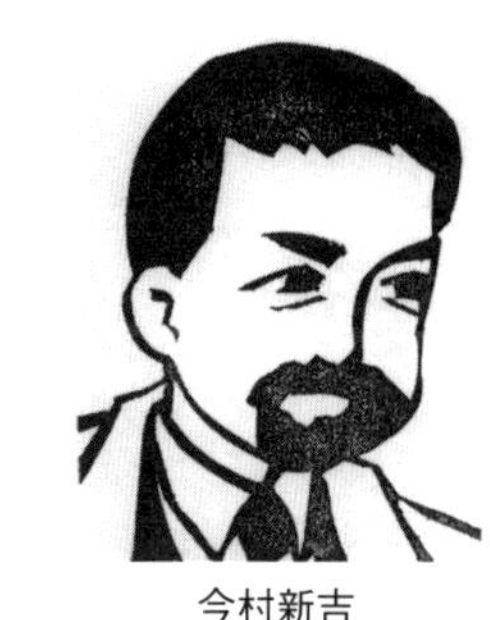
今村新吉

られましたか。

大前：今度『精神神経学雑誌』で、かつての精神医学の巨人たちを特集するらしく、今年（二〇二三）中にジャネが出るそうです。東京の江口重幸先生[136]が書くそうです。

笠原：江口先生ならいいでしょう。あの人は新しい本をどんどん読む方ですね。

大前：ジャネの社会領域への注目ですか。なかなか精神医学の小さい領域におさまりません。

笠原：村上先生はなぜ、ジャネに注目したのでしょうか。前の教授の影響でしょうか。

大前：今村新吉先生ですか。以前、復刻版で『喜劇と妄想[137]』を読みました。

笠原：あの本は面白いです。けれども、あの本はよく分からなくて、何度も読みました。

大前：難しいです。当時の思潮が分からないと難しいところがあるのかもしれません。

笠原：あの本はおかげで、今村さんという人は偉い人なのでしょうが、分からないという印象に終わってしまいました。

## いわゆる難治例

大前：先生の一般的な理論立てはジャネでもエイでも、いろいろな文献を浩瀚（こうかん）に勉強されたうえで、目の前の患者さん一人ひとりに合わせてアレンジが入ります。たとえば、日本の診療のために翻案したメランコリー好発型（親和型）性格がそうです。ですから、村上先生があれだけ文献を熟読してご存じでも、最終的には患者さんの言うことをきちんと聞いてくるようにと命じられたように、座学のための座学ではない。一方で現代の診療では、翻訳されたガイドラインに載っている手順やアルゴリズムに従ってやってみても患者さんが良くならない。良くならないとそれを難治性と呼ぶ。すなわち、こちらが勝手に準備したマニュアル通りに患者さんが治ってくれないと、それはアセスメントやプランの問題でなく、患者さんの問題だということになってしまいます。今のこういった難治性という用語の定義はひどい。

**笠原**：でも、医学は医者が中心だから仕方がありません。

**大前**：でも、それを言われたら患者さんは、たまったものではありません。

**笠原**：いつでも患者さんは、たまったものではないのではありませんか。

**大前**：こちらで勝手に作ったアルゴリズム通りにならない、自分の思い通りに行かないからといって、この人は治りが悪いというのは、かなりな医学の敗北だと思います。

**笠原**：ですから、それを何とか助けるためには長いスパンで診る。早く治るのがいいわけではなくて、ゆっくりでもきれいに治るほうがいいということです。

**大前**：私も最初の五年から十年ぐらいまでは、急性期を中心に診療していたし、切れ味よく治したい欲がありました。でも、長期的に見ると必ずしもうまくいっていないと気付いて、途中から切れ味はあまり追求しなくなりました。最近は患者さんがあまり調子良くないと言ってこぼすときにも、変に機首を上げようとすると失速して墜落するから、低空飛行でいいからとにかく墜落しないだけで十分ですよと言っています。

**笠原**：要するに私の外来は、そうしていると長く診るけれども、長くかかるのは別に嫌ではないし、自負を傷つけることでもないし、患者さんさえ我慢してくれればゆっくり治していけばいいというところです。

**大前**：ただ、患者さんはつらいのはつらいから、本音を言えば、理屈はどうでもいいから早く楽にしてほしいというのはあると思います。それが目の前の医者に対する幻想や理想化に転じたりするし、こちらが時間をかけていこうと言うと、今はセカンドオピニオンが盛んですから、待てない人は他の病院に行ったりします。相談先で、うちにかかれば良くなると言われて、新しい治療法、ときには怪しげな治療法を提案されて、飛び付いてしまう人もいます。ある程度、時間をかけてこつこつ診ていこうという方針を患者さんに伝えて、それを受け入れてもらうためには、こちらにもある程度説得力がないといけません。

**笠原**：なるほど。向こうは大学の教授だったりしましたが、町のクリニックで診察していても、私を求めてくる人がいるから、楽だったかもしれません。

**大前**：そういうところがあるのかもしれませんね。三年、四年目の若手の先生だと、患者さんのすぐ治せという圧力を結構感じていると思います。そこで苦し紛れに一貫性のない処方変更など、打たなくていい手を打ってしまいます。

笠原：そこら辺は注意して言わないといけません。

大前：一定の経験や勉強といったバックグラウンドがなければ、ゆっくり治していきましょうとはなかなか言えないと思います。医療ドラマを見ていても、超人的な外科医が主役だったりするわけです。

笠原：あっという間に直してくれるような先生ですね。

大前：そういう医師に対するあこがれは患者さんも医師も持つだろうと思います。ただ残念ながら、精神科医ではブラック・ジャックはありえません。きっと外科医にもいないでしょう。でも若い先生は患者さんや家族から理想化されると、自己愛をくすぐられてしまって過大な期待に応えようとしてしまったりする。それに応えられないのは自己の傷つきでもありますから、なかなかしんどいところではあります。

笠原：啓発運動をするときに、若い先生は皆、医者自身が若干の不安を持ちながらしているでしょうから、私のように歳を取った者が偉そうに言うのは若干問題ですね。

大前：いえいえ、そこがテーマですから、先生はお話しになってください。ただ、先生が本や論文に書かれた数々の知見、叡智をわれわれがいかに換骨奪胎するかが今後の課題です。それは目の前の患者さん、それから治療者自身の身の丈、そして個々の治療環境といったローカルな条件に合わせていく作業です。先生の治療方針も先生独自の学識と立場があって成立した方法ですから、目指すものは同じでも見える絵の構図は違うはずです。先生とまったく同じようにできるわけではありません。

それこそ先生も、精神分析がフェダーンやフロム-ライヒマンの方法そのままではできないという制約がありました。あとは保険制度に限界があって、自費診療を受けていたり、個人で保険に入ったりしているアメリカの診療がそのまま日本でできるわけではないと。一方で、日本の臨床が遅れているというわけではない。そこには欠点だけではなくて利点もあるはずだと。とても印象に残っているのは、医療は患者さんと健康保険組合と医者の三方一両損で成立する[2]という先生の言葉です。この物言いが、本来これは大岡越前で江戸が舞台ではありますが、とても関西人ぽいと思いました。

## 予診・初診・初期治療

**大前**：あと名古屋時代、DSM-Ⅲと同じ一九八〇年に、今でもよく読まれている本の一つ、『予診・初診・初期治療[83]』が出ます。先生にとっては、あまり名古屋での教育が、学園紛争もあって十分にできていなかったという不全感もあって、その背景で書かれた[2]というふうに伺っています。

**笠原**：あれは、藤沢薬品の高位のプロパー（医療情報提供者）氏が熱心に勧めてくれたんです。京都大学薬学部を出た人で、精神科はもっと何か初心者用に統一した何かがありませんかねって言って。それで、彼の要望に応えて、あれはたしか藤沢かどこかの本……。

**大前**：藤沢薬品の出版部が、大阪の診療新社として出したものです。藤沢薬品が買い取って配布するという形をとったのだろうと思います。

笠原：そうですね。だから、いっぱいあるんですよね、そこら辺に。

大前：『予診・初診・初期治療』では、いつもの病後の話だけじゃなくて、病気の入り口の話もされました。あの本は星和書店から複刊されて[84]、今でも読まれています。

笠原：この間、私の孫の一人が、どこでしたか。東京の大久保の辺りにある施設は何でしたか。

大前：国立国際医療研究センターですか。新宿区戸山です。

笠原：あそこで研修医として二年間勤めていましたが、そのときに精神科へ行ったら、私のその本を読めと言われたと言ってました。皆、読まされているのでしょう。

大前：あの本は恐らく、笠原先生の書かれた本の中で、現在の研修医に最も読まれています。

笠原：そうらしいですね、ありがたいことに。でもそれなら、もう少しきちんと書けばよかったと思っています。後ろのほうは三浦教授の口述などを思い出して書いたので、少し難しく書き過ぎました。

大前：そうですか。

笠原：どなたか、もう少し現代風の考えの入ったものを、お書きいただきたいですね。

大前：出版から四十年以上が経っても、代わる本が出ていない現状を、喜ぶべきなのか嘆くべきなのかというところですか。

笠原：そういうことですね。何か教育的視点を持つ人がもう少しいて、若い人のために書いてやってくださると。

大前：今でも覚えているのは、初診にゆっくり時間をかけましょうと。初診にかける時間は報われますと。

で、二回目以降はもう十五分でも、極端な話、五分でよい場合もあると。

**笠原**：うん。

**大前**：私はてっきり、時間をかけるのは現在症・現病歴のひと揃いに加えて生育史とか家族歴・遺伝歴とかの情報を事細かに問診しているのだと思い込んでいたのですが、実はそうではなかったのですね。

**笠原**：うん。細かいこと聞かないんですよね。

**大前**：聞かないのですか？

**笠原**：で、「どうぞ」って言って、向こうが話すのに合わせて聞いてるだけで。ただ一所懸命聞いてあげるという。

**大前**：私たちは特に学生や研修医のころは、現在症・現病歴だけでなく生育史・生活歴から遺伝負因など家族歴まで、網羅的に全部取りましょうというのが原則で、遺漏があると指導医ら上級医からこってり絞られていました。なので、笠原先生もそのために時間をじっくりかけるよう指示されているのだろうと思っていました。でも本を読むにつれて、どうやら違うらしいぞと気づいてきました。

**笠原**：それも大事なことかもしれません。けれども、多くの患者さんが来だしたら、現実ではできません。詳しく聞き出すと切りがありません。

**大前**：あと、初対面の人間に個室で一対一の環境で、どうしましたとはなかなか話せないでしょう。

**笠原**：患者さんの心理として、医者の品定めをしているわけですから話せないでしょう。

**大前**：メルロ‐ポンティではありませんが、こちらが患者さんの査定をするという行為は、患者さんがこちらの査定をするという行為でもあります。

**笠原**：ですから、実は……、と患者さんが言いだすにはだいぶ時間がかかります。

**大前**：詳しい情報聴取ではないと分かるまでは、結構時間がかかりました。笠原先生は初診で何に時間をかけているのだろうと考えました。

**笠原**：要するに疎通性だけです。それで分裂病かどうかだけを見ました。分裂病らしくなければ、あとはそれほど気にしませんでした。昔の癖があって、分裂病は何とかしないと、見つけなければいけないという思いがありました。初めからそんな重い話はできるはずがないからと。だから、少々黙っていたりするのは平気です。

**大前**：あと、当時は先生も外来分裂病でおっしゃっているように、短時間の面接では、やっぱり分裂病の人のコンタクトとかラポールのずれってなかなか分からないし。

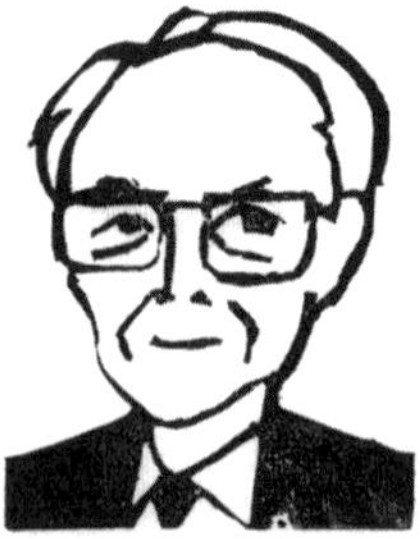

臺　弘

**笠原**：そうですね。だんだん良くなってきます、お薬飲みますから。大体、初めて来る人でも、お薬若干使ってから来たりするから。でも、分裂病は分裂病ですね。

**大前**：別の言い方をすれば感情の障害ですか。

**笠原**：もっと言えば、グラツィエ（Grazie）の問題でしょうか。

**大前**：優雅さですか。

**笠原**：これは臺弘先生に死ぬまで笑われていました[1]。グラツィエなんて京都の人間が言う言葉ではないかと言って。そのようなことはありません、ドイツ語で書いてありますよって言いました。

**大前**：けれども、その優雅さも難しいです。このように言うべきではないかもしれませんが、もともと優雅ではない、がさつな人もいるわけです。同じ人を時間を追って診療していくならば、優雅さの変化はとても分かりやすいと思いますが、初診のただ一回で病気を示唆する優雅さのなさを診るのは難しいと思います。

**笠原**：優雅さがない人間はそれほどいません。

**大前**：けれども、現在は先生の時代とは違って、自閉症圏や発達障害を広く取るようになっていますから、優雅さやぎこちなさというと分裂病圏よりも発達障害の話になってしまうのかもしれません。

## 発達障害は診ません

**笠原**：発達障害という、やっかいなものが出てきました。私はあれを診ないことにしています。

**大前**：以前の講演で、発達障害の方をどのように診療していますかという質問がありましたが、名古屋にはそれほどいませんと答えていらしたのを覚えています。

**笠原**：素気ないのですが、女医で得意な人がたくさんいるじゃないですか。全部、そちらに回しています。私の縁戚の中にも発達障害の人が何人かいます。

**大前**：任せてしまうのですね。

笠原：付き合っていても面白くありません。ですから、私が昔から精神療法の対象にする分裂病の人などはみんな何か味があります。

大前：分裂病の精神療法のような面白さは、発達障害といわれる人に対しては感じませんか。

笠原：感じません。ないのじゃなかろうか。

大前：話を戻すと、初診時にまず、統合失調症の可能性を疑って、何を見ているかは、やはり疎通性、優雅さ、感情の障害など、そしてちょっとした気遣いや気働きですか。

笠原：女性などではそのようなところを見ているかもしれません。

大前：ほんとうに何かよく観察していると、「えっ」という徴候があったりします。私もたまに企業の産業医をしていて、今、思い出しましたが、二十三歳で入社二年目の、ある名門女子大学を出た、割とエリートの女性がいました。最近、遅刻や欠勤が多いから会ってみてほしいと管理者に言われて、話を聞きました。神経衰弱のような物言いで、最近、全身が気だるくて体調が悪くて、昼夜逆転気味だけれども、他に悪いところはない、今後は引き締めていきます、という話をしていました。何とも言いかねるなと思って、すぐに病院に紹介するのかどうかも決めかねたので、いったん保留にして、もう一度、面談しましょうと言っていたときです。現場の人が、あの女性はおっとりとしていて感じがよく、年長者にも話をあわせてくれるのですが、皆がいる前でコピーを取りながら、スカートをたくし上げておしりをかいていたと聞きました。それも一度や二度ではありません。また、立ち振る舞いがぎこちなく、ちょいちょいドアに頭をはさまれると。そこでもう一度聞いてみたら、黙っていたけれども、漠然とした被害関係妄想がひとそろいある一方で、恩寵の声がときおり聴こえてくる。実は大学生時代にも同じようになって、そのために留年していたそうです。これはおそらく分裂病の圏内だろうと思って紹介状を書いて病院に依頼したら、薬がよく効いたようでした。元気になって会社に復帰したのですが、じきに結婚して出産を機に退職されました。

診察室では何ともいえなくても、よく知る家族や同僚が少し変だと思っていて、この人は病院に連れていったほうがいいだろうなと思うきっかけがあります。それをよく確認すると、診断に役に立ちます。特に親と来た場合は、子を病院に連れてこようと思ったきっかけはなんですかという質問を必ずしています。

**笠原**：私が神経質に診ているのはそのようなところです。でも分裂病というのは、よく分からなかった、結局。

**大前**：分からない。ここで言っていいのかな。

**笠原**：お薬ができちゃったりしたから、余計分からなくなりましたね。

**大前**：そうですね。

**笠原**：うん。それは、いつかも言いましたが、ヒロポンの時がはっきりしましたね。

**大前**：はい、覚醒剤精神病ですね。

**笠原**：ヒロポンの人は優雅さがありますから。

**大前**：都立松沢病院の立津政順先生が、分裂病の人とは違って覚醒剤精神病の人は「打てば響く」[138]という

　ように表現されていましたね。

笠原：そうですね。

大前：当時、臺先生や立津先生の時代は、急性あるいは慢性幻覚妄想状態の比較対象として、分裂病と覚醒剤精神病というペアを持っていたのですね。

笠原：そうです。

大前：だから精神分裂病の特異性がよく見えていた部分があるのでしょう。その後、覚醒剤は法的に規制されました。そのために覚醒剤濫用が激減したのは良いのでしょうけど、分裂病は格好の比較対象を失います。

笠原：精神科病院は、今どうなってんでしょうね。僕は全然、離れちゃったから知らないんですが。また一遍、ちょっと精神科病院に行ってみたい気持ちはあります。

大前：ぜひ、ぜひ見ていただきたいですね。

笠原：初めに僕が入局した頃なんか、やっぱりショックを受けましたからね。

大前：そうですね。

笠原：こんなところで勤まるのかなと思いましたから。

## 自殺抑止は難しい

大前：精神分裂病を除外できた場合、次はうつ病ですか。自殺のリスクがあるからです。

笠原：自殺に会う頻度は誰も同じようなものではないですか。注意してもどうにもならないのではありませんか。

大前：それはそうかもしれません。

笠原：私はそのように思います。ですから、自殺予防は無理だと思っています。

大前：ただ、うつ病と診断した人に自殺されてしまうと、精神科医として非常な不全感が残ります。

笠原：それはうつ病と診断して自殺されることはないと思いますが、一年ほど前に自殺した方は、軽い統合失調症の女性で、若いときに一度、短期間ですが独房に入れられた経験がありました。緊張病だったのでしょうね。その後はずっと一人でけなげに生きてきて、銀行員になりました。

大前：隔離室に入れられるほどの病態だった人が銀行員になったのですか。

笠原：緊張病の人にはときどきあることです。地方銀行ですけれども、銀行員になりました。そして、雑誌の編集のようなことをしていました。持ってきたものを見ると、それなりにしっかり編集してありました。そのような人があるときに自殺してしまいました。その人には愛人がいて、その愛人がコロナになり死んでしまいました。

大前：その方は家庭を持っていた人ですか。

笠原：独身でした。相手の男の人は家庭を持っていました。不倫でした。そのような男の人を持っていることも珍しいことだけれども、その人が死んでしまうということもこれまた珍しいことです。

大前：ちなみに亡くなられたとき、その方は幾つでしたか。

笠原：男の人は五十代です。患者さんが四十代です。

大前：愛人がいたことは診察で話題に出ていたのですか。それとも，後で知ったのですか。

笠原：出ていました。

大前：そのような話もしていたのですか。

笠原：そのようなものは防げないです。その前にもその人は劇的なことが起こる人で，がんにもなりました。それも，すい臓がんでした。

大前：すい臓がんから回復したのですか。

笠原：名古屋にすい臓の手術で名のある人がいて，その人を紹介しました。

大前：それは先生から頼んだのですか。

笠原：いいえ。紹介しただけです。彼女の兄弟が動いてくれました。うまく手術してくれて，元気になりました。それが自殺する二，三年前のことです。

大前：すい臓がんを乗り切りつつあったのに，ですか。

笠原：この人は運の強い人だと思っていました。そうしたら，愛人がいることは分かっていましたが，コロナにかかって死ぬことは珍しいでしょう。

大前：まだ五十代なら珍しいです。

笠原：最近では，その女の人の自殺は印象深いです。

大前：自殺予防は難しいです。

笠原：私は自殺に深く関わったから分かったことで、普通の自殺のときにもそのようなヒストリーがあるのかもしれません。

大前：それは分かりませんけれども。

笠原：いずれにしても、自殺を防ごうと努力することは立派なことですが、難しいのではないかと思います。自殺を防ぐための治療は今はもうしていません。

大前：ただ、自殺されてしまうと、それ自体の衝撃もそうですが、しばしば家族があいさつに来られます。決して責め立てられるわけではありません。ただ、報告に来て、ありがとうございましたと言われ、そこでなんと声をかけたらいいか分かりません。それほど多いわけではありませんが、しんどい臨床の局面の一つです。

笠原：患者さんの親御さんも、そのようなときはお礼を言いながら、非難の気持ちもあるかもしれません。

大前：感謝と非難と、もう少し死んだ子について話したい気持ちもあるでしょう。いろいろな感情を整理できないから来るのだと思います。

笠原：そのようなことは多いですか。

大前：それほど多くはありませんが、経験した例は忘れられません。

笠原：確かになんのために来たのかは分からないけれども、母親が自殺した息子に対してのお礼を兼ねて来て、随分と粘っていったことがありました。

大前：何を求めて来ているのでしょうか。われわれが見知った患者さんが自殺して、それなりに思うところはあるし、落ち込むし、悲しいとも思います。しかし冷たい言い方をすると仕事の範囲内のことで、それはそれで、こちらにもプライベートがあるわけです。その一方で、患者さんの周りの方にとっては唯一無二な経験です。その非対称さでしょうか。それを承知の上で、家族の嘆きをある程度は受け止めなければいけないだろうと思います。ただ、それはそれとして、自殺予防はできますと言うと、うそだと私も思います。

**笠原**：精神科医は自殺に遭うものですから、どこかでは責めを防ぐために研究をしなければと思うときがあるのかもしれません。皆、一時的に辞めてしまうでしょう。自殺研究をいつまでもしている人は、業が深いのかもしれません。

**大前**：業が深いですか。

**笠原**：それとも、よほど他に研究することがない人でしょうか。研究心のある人なのに。

**大前**：われわれも直接ではありませんが、自殺者が増える、多くなったという事実を背景として、メンタルヘルスの予算をもっとくださいなと言ったりします。そういった便宜があるわけです。

**笠原**：私がメンタルヘルスで関わっていた会社の課長さんは、難しいことは言わないから自殺だけは減らしてくれないかと言っていました。気持ちは分かるけれども、自殺は自信がないと言ったら、そんなことは言わないでくださいよ、予算がつくから、と言っていたことを思い出します。

**大前**：自殺の個別例に対する精神科医の真摯な対応は重要ですが、大局的にはむしろ、貧困問題や社会・経済問題、そういったところを見直すべきなのでしょう。

笠原：自殺はその瞬間をスルーすれば防げます。その瞬間さえ抜けたら大丈夫です。ですから、一番立派な広告は踏み切りの脇に立っている、「ちょっと待て」というものではないか。あれが一番いい予防法かと思います。

大前：加賀乙彦先生が『悪魔のささやき』[139]という本を書いています。自殺をする人はずっと自殺しようと思っているわけではなく、ふとした拍子にふわっと持っていかれると書いています。

笠原：そういうことです。

大前：加賀先生自身もフランス留学時に危ないという時期があって、交通事故を起こします。それで助かって帰ってきてという話を書かれていました。患者さんにもこのようなときがあるでしょう。うつ病の人に死にたいかどうかを聞いて、いまは死にたいと思わないかもしれないけれども、ふわっと思う時期があるかもしれないから、そのときは思いとどまるように、と言います。すると、皆ではありませんが、一年に一人、もしくは二年に一人ほどは、危ないと思ったけれども、それを思い出してとどまったという方がいます。

笠原：それはいい忠告です。

大前：こういった対応は、加賀先生の本を読んでからはじめました。

笠原：「ちょっと待て」というのはいい標語だと思います。

大前：一般救急に自殺未遂者を診察に行ったところ、飛び込んで大けがをした人が、直前までそのような気持ちはなかったのに足がそちらに行ったとしか言いようがないと、よく言います。ついに鉄道も、ほとんどの駅のホームにドアができました。

**大前**：駅でできなくなった分、他でするようになったかというと、あながちそうともいえないようです。

**笠原**：話を戻すと、分裂病の精神療法を考える人は、よほど暇な人か、薬物の研究に向かない人間などで、業の深い人かもしれません。しかしながら、指を数えて考えてみると、年賀状をくれる人が二十人ほどいます。九十年生きてきて二十人ですから、何とも言えない数字です。

**大前**：二十人近い方が年賀状を送ってくれるのですか。

**笠原**：お金をくれるわけでもないですけれども、感謝は厚いです。そのような意味では医者冥利に尽きると思います。

**大前**：付かず離れずと言うと変ですが、適度な距離で長い期間の付き合いなのですね。

**笠原**：私は九十五歳になって、昨年、辞めましたが、辞めたら本当に楽です。よくやってきました。私は分裂病の人が好きなのだと思います。

**大前**：やはり原点は分裂病ですか。

**笠原**：原点は分裂病です。ただ、うつ病の人や躁うつ病の人は治ったら愛想がいいし、いつまでも来てくれます。

**大前**：循環性格寄りの人が多いからですか。

**笠原**：どのような人でも、「先生、元気ですか」といって来てくれますから、それもうれしいと言えばそうれしいです。しかし、私を雇っていた院長さんは、儲からなかったろうと思います。

大前：小精神療法で、午前と午後で三十名を診療すると、ぼろもうけとは言いませんが、悪くはないのではありませんか。稼ぐ診療所だと午前と午後で七十人から八十人は診ます。初診も問診票にチェックをしてもらって、こんにちはと言って、五分は大げさにしても、十分ほどで処方箋が出るところが多いです。

笠原：経済から言えば、間尺に合わないことを一生していたわけです。それで分裂病が分かったかと言われると困りますが、少しずつ薬が良くなっていくと仮定して、これほどの開業医がいれば、分裂病が好きな人もきっといるでしょう。

## 精神分裂病のいま――統合失調症へ

大前：私が入局した一九九五年は、精神医学界の興味と関心は、主に分裂病に向かっていました。のちに精神分裂病は統合失調症と呼称変更され、現在ももちろん大きなテーマの一つですが、皆の関心は他の領域に移っているようです。

笠原：他の領域とはどのようなものですか。

大前：現在の流行は双極性障害や発達障害などでしょうか。今年（二〇二三年）の精神神経学会で話をしたのですが、ＤＳＭの統合失調症概念はあまりに適当過ぎて、特定不能の精神病でしかありません。幻覚妄想状態やおかしなことを言っている人全般に、この診断がついてしまいます。昔の精神病理学の先生が言っていたように、それこそ、ミンコフスキーの「現実との生命的接触の喪失」や、ブランケンブルクの「自然な自明性の喪失」、リュムケの「プレコックスゲフュール」のように、本質であるかのような、分かったようにさせてくれる符牒が現在はないので、皆、統合失調症が見えなくなってきています。それがいいのか悪いのかはわかりません。ミンコフスキー、ブランケンブルク、リュムケの諸概念はいずれも検証も反証も困難であり信頼性もないという批判もその通りではあります。

世界精神医学会、ＷＰＡ先代会長のマリオ・マイが、本来、統合失調症には実体などなく、皆、あり得ない幻想を見ていたのだ、もう統合失調症というカテゴリー自体の実在が疑わしいのではないかという意見を述べています。それに対して、今でも頑張っているデンマークの精神病理学者ヨゼフ・パルナスは、そうではなく、それは今の操作的診断基準が統合失調症の特性を載せそこなっているだけなので、精神病理学の教育を復権させるべきだという論争をしていました[52]。

**笠原**：面白いです。それは大いに論争する価値があります。

**大前**：難しいです。反精神医学の議論を蒸し返したいわけではありませんが、精神分裂病というくくり方、とりまとめ方自体が果たして妥当なのでしょうか。今の診断基準では、疎通や接触、感情、優雅さなど、そういったところは診断学的に信頼性がないから使うなと言われています。先生のような優雅さや疎通性の障害を重視する立場も、現代では分かってもらいづらいでしょう。先ほどお話ししたように、個別例から多数例、症例報告より統計という、そういった全体的な風潮の中で、統合失調症に名前が変わった頃から精神分裂病が見えなくなってきていると感じます。

笠原：それはいい傾向です。

大前：いい傾向ですか。

笠原：分裂病がなくなればいいでしょう。

## 垣間見える辛辣さ

大前：先生の書かれたものって、やはりいろいろな、精神分析学でも現象学的人間学でも浩瀚な知識が入ってくるのですけれど、それなりにプラクティカルな臨床に合わせて、こう言っていいのか、換骨奪胎されて提示されますよね。

笠原：はい。

大前：そういったアレンジには実は結構センスが要るのだと思います。

笠原：そうですかね。あまり意図していないんですが。できるだけ若い人に分かる言葉で言おうと思っていますけども。

大前：先生は常にそうですね。だから、精神病理学とかのプロパーの人たちだけでなくて、初学者の先生に向けて書かれていますよね。

笠原：ええ。しかし、大したことはできませんでしたね。

大前：先生は、今風に言うと誰も傷つけない穏やかな書き方をされているように見えて、でも時々、結構、笠原：精神科医の……。辛辣な記述があって、ぎくりとさせられます。これ学園紛争時ですかね。「学会軽視、先人の業績の無視、文献引用の貧困、批判を受けないで済ませるナルシシズム、自前の了解学あるいは心理学説を平然と述べる無神経さ」って。

大前：『新・精神科医のノート』[140]にありました。はじめ金剛出版の雑誌『精神療法』のエッセイ『患者から学ぶ』でこれが引用されている[141]のを見て、びっくりしました。

笠原：それは、最後まで思ってますけどね。

大前：最後まで。

笠原：ええ。今でも思ってますけどね。

大前：許さんぞという。こういうところは、読んでドキッとします。

笠原：自戒も含めて書いていますから。

大前：あとここです。「外科学と対比すれば一目瞭然である。しかるべき場所でしかるべき先輩から手ほどきを一定期間受けることなしに、外科医を僭称することはできない。精神科では無形の技術の部分が多いだけに、必ずしも先達の考えを完璧に習得しなくとも、あるいはそれを否定してさえ、やろうと思えばやれないわけではない」。

「たとえば、通俗心理学で病人の心理を記述する。もっとも、記述するには多少勉強しないと共通の術語を使えないからまだよいとして、心理療法となると一層の自己流が通りやすい。とりわけ軽症の病人に対してなら通俗心理学でもって、言葉が悪いが、ごまかせる。口舌の徒という言葉がある」。これはかなり痛烈です。

ただその一方で、精神医学は内科学や外科学と比べるとあらかじめ修練すべき技術の少ない科目で、自前でも真面目に一定期間、臨床経験を積めば、何とか格好のつく科目だと再認識いたしました、先生は公平にも書いていらっしゃいます。精神科の怖さは確かにここだと思うのです。思い上がっているようですが、例えば、私が初心者の先生と、どちらが診療した患者さんがよく治っているか百例で比較したら、負け越しはしないと思いますが、恐らく良くて五十五対四十五ほどで、場合によっては五十一対四十九ほどになってしまうでしょう。

**笠原**：勉強しなくても、その人がそもそも精神科医にぴったり合ってるような人がいるか。

**大前**：まあ、いらっしゃるのでしょう。

**笠原**：また、一時的に良くなるということはいくらでもあるでしょう。ですから、良くなるとはどのようなことかも問題になるのではないでしょうか。

**大前**：特に精神科だと長期追跡する必要があります。現在の、業績の測り方の問題もありますが、精神科領域でも予後研究はあっても期間は三カ月や六カ月です。大学の先生がたが教室を挙げて、長期予後研究をしていただければよいのですが。ただ現在は大学も人の入れ替わりが激しいので、その研究を始めて、研究費を取った先生がたが最後までいられるわけじゃないですから、なかなか成立しないのでしょう。

笠原：なかなか良くなったという判定は難しいでしょう。誰が判定をするのかという問題もあります。

大前：飯田眞先生からは、「精神科の患者さんは意外に良くなるので、自然経過で治る人をゆがめないところから始めましょう」と言われました[85]。笠原先生は分裂病の精神療法から始めて、一般的にはうつ病の精神療法の先生として知られていますが。

笠原：うつ病のほうが楽ですから。分裂病は惨めです。

大前：体力がいります。

笠原：ええ。

## 精神科医の仕事を選んで

大前：先生自身は、どうですか。精神科医を選ばれて、この仕事で良かったと思う部分ももちろんおありだろうし、やっぱり、何か合わないなと思う違和感を持ち続けている部分もおありでしょうし。

笠原：ありますね。二度人生は生きられないからしょうがないけど、精神科医になって良かったんかどうかなという。といって他にやることないんだよね。でも、そうですね、もうちょっと手に技を付けたほうが良かったかなと。

大前：そうなのですか。

笠原：例えば脳波なんか、全然僕分かんないですね。僕が入った時はまだ脳波がなくて、次の次の年ぐらいに来て。僕がもう一年京都大学にいたら、僕がやる番になってたんです。

大前：そうだったのですね。
笠原：僕は飛ばされたから。
大前：大阪市立医大のほうに。
笠原：ええ。それは当然行くべき時ですから。そこへ行ったから脳波に触れなくて済んだんですが。
大前：内心、やらなくてよかったかなというのもある。
笠原：そうそう。僕は不器用ですからね。
大前：不器用なのですか。
笠原：不器用です。
大前：そういえば、ゴルフはあまり得意でない。
笠原：特に。傑作ですね。家内のほうがはるかにうまいんです。

## 藤田保健衛生大学から桜クリニックへ

### 外来診療を二十年

大前：先生は、名古屋大学のあと藤田保健衛生大学に奉職され、のちに桜クリニックで外来診療に専念されます。

笠原：ええ。二十年ぐらいやったんですね。
大前：二十年ですか。
笠原：ええ。びっくりしましたね。でも，待っていればこうしてお薬ができたり，いろいろなことがあります。
大前：だから，もちこたえながら，状況の好転を待つしかないですね。それは治療も同じでしょう。
笠原：昔に比べれば患者さんもハッピーになりつつあります。
大前：少なくとも悪くはなっていません。
笠原：私の孫は皆，医者ですが，誰も精神科になろうという人はいません。見ていてもあまり面白そうに見えませんが，精神科はそういう意味では面白いですね。
大前：そうですよね。
笠原：本当に，人から見ると面白くなさそうです。
大前：逆も真です。こちらから見ると，他の科が面白そうには見えません。おさまりが悪くても，自分はもう一回医学部に入っても，精神科しかできないだろうと思います。
笠原：私もです。
大前：医学部に入らないという発想はあるかもしれません。
笠原：ありますね。
大前：それはあるけれども，入ってしまったら仕方がないと思います。

表7 小精神療法の最終案（病後の生活史）（2023）（文献1より）

1）症状，疾病の向こうにいる「人間」に始終興味を持つ。
2）診察室で病人がリラックスできるように最大限の配慮をする。
3）基本的に受容的・非指示的に接する。
4）数回の面接ごとに内的世界の問題点を整理する。
5）できるだけ温和な陽性転移の維持を目指す。
6）深層心理への介入はできるだけ小さくする。
7）陽性症状の底に見え隠れする疲労・無気力といった陰性症状にも留意し，「休息」を指示する。
8）必要とあらば，向精神薬の使用を躊躇しない。
9）名人芸的な短期の奏功を求めず，人間の成長や変化には最低でも数年かかると考え，「長い経過」につきあう。
10）患者への「愛」ないし「尊敬」，もっと言えば「畏敬」ともいうべきものを持つことができれば，この小精神療法は一層の効果をもつであろう。

## 外来精神医学から「病後の生活史」へ

大前：そこで外来精神医学に対する文章や著書も幾つも書かれて。で、やっぱり最終的と言っていいのかしら、結論は、やっぱり小精神療法における「病後の生活史」[1]（表7）です。これは今年（二〇二三年）の最新版です。

笠原：そう。

大前：精神病顕在発症以前の準備野と、急性期からの回復期における人格変化、そしてその変化は悪いほうに向かうとは限らず、むしろ元のパーソナリティのとげとげしさが取れて社会にうまく適応できるようになったりする。そしてマイヤー－グロスがとりあげたような病いに対する態度への関心、とくに、精神分裂病の長期経過の良し悪しには神経病のような疾病自体の過程だけではなく、患者さんの病前病後の人格が大きく関与します。

笠原：確かにおっしゃる通りです。どうして初めから病後の問題を考えたのでしょうか。

大前：先生は当初からその関心を持たれていたようです。

笠原：私は、子どもの頃から小説が好きで、姉の書棚にあった吉屋信子にはじまり、評判のものはたいてい読み、最後は特に山本周五郎や山形の藤沢周平など、時代小説を書く人が好きでした。今は浅田次郎の「満州もの」にはまっています。

大前：吉屋信子の少女小説が笠原先生の原体験のひとつだったのですね。私も高校生時代に氷室冴子の集英社コバルト文庫（少女小説のレーベル）にはまって蒐集しました。収納スペースの隙間に隠していたのですが、大学へ進学して実家を離れる際に処分を忘れてしまいました。のちに見つけてしまった母が困惑して問い合わせの手紙を送ってきたときには、顔から火が出る思いをしました。

笠原：後味をいかに感じさせるかというのは小説家の腕かなと思いますが、その後どうなるんだろう。それはこちらが想像するので、そういう意味では、人間ってのはずっとつながって、最後はどうなるかわかりませんが、病気は治らないにしても病後があるでしょうから、そのときに、さきほどお話ししたように、やむを得ず死んじゃう人もいるし、そうならない人もいて、しかし、最後わからないですけどね。自分でも分からないんだけど、老衰して死ぬのか、病人はどうして最後を迎えるのでしょうかね。病棟で死ぬのか、野垂れ死にするのか。うつ病の人なんてどうなのでしょうね。治るんだけど治った後大丈夫なのかな、と思って。そういうのは非常に興味があります。僕は小説の影響かな、と思うんですね。

大前：小説がお好きで読まれている経験は大きいのだろうと思います。そう考えると、先生の一番大きな貢献は、九十五歳に届かんとするときまで診療されていたという事実だと思います。ただ、「病後の生活史」は先生なりに力を入れて書いたのに、元の論文[142]には、あまり同僚には賛成してもらえていない、でも、それを承知で書いておきたいとありました。

笠原：そうですね。あまり反応がありませんでした。

大前：それはなぜでしょう。

笠原：精神病理の中でも、私のように患者さんの後を追っているような人はそれほどいませんでした。皆、もう少し短距離選手です。

大前：やはり長期経過をみないと何ともいえないのでしょうね。患者さんに対して「必ず治る」とまで大風呂敷は広げられませんが、「治るまで診療します」といえればなにがしかの救いにはなるかと。

笠原：それはいい言葉ですね。私は今回、つくづく思いましたが、九十五歳で辞めるでしょう。そうすると、あとは死ぬか、生きているにしても田舎へ引っ込むか、そういう知恵しかなくて、患者さんは途方にくれるのです。今までどこかに私がいると思ってやってきたのに、突然消えるわけでしょう。どこにいますか、どこへ連絡したらいいかと皆、聞くわけです。

大前：聞かれるでしょうね。

笠原：申し訳ないけれども、死ぬのだ、消えてなくなると言うと、どこか大学か名医を指名してほしいということになります。それは考えていませんでしたが、いつまでも診ることは無理なのだと。ですから、あるところまで来たら「一人でしてください」と患者さんに言うことを忘れていました。それは後の人に考えてもらわなければ患者さんが困ります。患者さんは私がいなくなると、手紙をくれたりと心配なのです。

大前：確かに、治療が終わった人から、律儀にも年に一回はがきで挨拶がてら近況報告をいただいたりして、ああいうときはすこし温かい気持ちになりますね。

笠原：うれしいですね。彼らにはそれが要るのでしょう。ずっと影響下にいるのでしょうか。昔よく診たうつ病の人が延々と年賀状をくれて、先生のおかげですと書いてあることもありますが、いつまでも「おかげ」を書いていたら駄目ではないかと思います。

大前：それもあるし、そう言われておくのも仕事という気持ちもあります。

笠原：そうですね。私も自分が手術を受けたりしても、いつまでも外科医の世話になったことを感謝して覚えているわけではありません。だから、精神科は独特なのでしょう。

大前：特に外科の先生は、手術がすんだらその患者さんへの関心は一区切りです。もちろん、手術に成功して予後も良ければ悪い気はしないし、うれしいのでしょうが、その時点ですでに、主な興味関心は次の患者さんに移っているようです。もちろん、そうでなくてはならないのでしょう。

## 患者さんへの愛ないし尊敬、もっと言えば畏敬

大前：そしてその最後ですね。患者さんへの愛ないし尊敬、もっと言えば畏敬とも言うべきものを持つことができれば、この小精神療法は一層の効果を持つであろうと。(142)最後の一項目、患者さんへの愛、

尊敬、畏敬と。

**笠原**：余計なことかもしれないけど、ちょっと入れたかったたんですね。

**大前**：でも、さかのぼってみると、先生が最近になって書かれたものは、実はすでに若かりし頃に書かれたものから一貫して読み取れます。初期の臨床体験から受けた混沌とした問題意識が、後になって醸造されてくる、具体的に固まってくる過程が読みとれます。だから、「患者さんへの愛ないし尊敬、もっと言えば畏敬(142)」というふうにズバッと書かれるのはいままで待たないといけなかったけれど、やっぱりこれこそが当初から先生が広くお伝えになりたかった要件なのでしょう。これが私の感想です。

**笠原**：ありがとう。まあ、そうなんですけど、なかなか至りませんがね。

**大前**：至らないと。

**笠原**：みんな誰も一所懸命やっていることですけどね。私だけがやっていることじゃないんですけど。でも、やっぱり精神分析史なんか読んでると、ちょっとスタンスが違うなと確かに思いますけど。

**大前**：だから、笠原先生としては、やっぱり日本の保険診療制度ではあまり一人にたくさんの時間を割けないけれども、毎週または二週に一回のペースで長期間、三年、五年と診療していける。で、地道にこつこつ、とにかく長く診療しましょうと。

**笠原**：はい。

**大前**：それが一番のモットーなのですね。

笠原：そうですね。

大前：長期経過、長期予後ですよね。

## 精神科のおさまりの悪さと儲からなさ

笠原：はい。ただ、それだけだと儲からないんですね。同時並行的にもう少し手軽な対象をもっていないと。

大前：儲からないですね、それは。

笠原：うん。

大前：私も総合病院の精神科管理者になって、痛切に感じます。

笠原：ほんとですね。

大前：ええ。今は、急性期、短期治療にはすごく保険点数の配分が来ますけど。

笠原：そうですね。申し訳ないです。だから、私が今行っているクリニックのオーナーは、昔から知ってる人で、僕はどうせ役に立たないと思っているけども、まあいいやと思ってくれる人なんで。

大前：『精神科と私』には「病院の経営サイドには、この苦しい際だが効率の良くない精神科をどうか見捨てないでと頼むしかありません(2)」とあります。先生はこの本で、精神科への偏見っていうけれども、とくに医療職における精神科への偏見にはかなり応えると、何度か書かれています。

笠原：それは昔も今も変わらないのではないでしょうか。

大前：それはそう思います。総合病院でも、建て前上は分け隔てなく精神科患者さんも受け入れましょうといってくださいますが、実際には受け入れのための設備も人的資源も確保の見込みが立たないのが現状です。それどころか不採算部門として、経営改善策の立案と提示を迫られています。鉄道の赤字ローカル線廃止問題が身につまされます。先生は何度も書かれているように、まず医学部の中の精神科というマイノリティ、そして精神医学の中でもまた精神病理学と医学的心理学というマイノリティという座り心地の悪さを感じて、それをずっと抱えていらっしゃいました。だから、医学の中における精神医学には、医学という共通の基盤と、精神という特殊な部分があります、精神科医というのはどういう仕事なのでしょう。そこでずっと問題を抱えていらっしゃったのですね。

**笠原**：それです。平和な気持ちでいたことはほぼありません。

**大前**：平和な気持ちになれないまま、九十五歳まで来たのですか。

**笠原**：それなりに進んできたのですが、そのおさまりの悪さっていうのは最後までありました。

**大前**：先生は大阪市立医科大学と、京都大学そして京大保健センター、名古屋大学、藤田保健衛生大学、桜クリニックと職場を変わるたびに、目の前の患者さんを対象に問題意識とテーマを一つひとつ変えながら動かれました。ただ、テーマを替えているけれども、根底にはちょっとした座り心地の悪さが続いていたのでしょうか。

**笠原**：どうでしょう。それはどう関係するのかしら。いずれにしても今おっしゃったように、どこに行っても座り心地の悪さを認識していました。だから、名古屋へ行っても病院長まではさせてもらったけれども、胸襟を開いて話し合えるという感じの同僚は持てませんでした。そもそもなぜ病院長をさせてもらえたのでしょうか。分かりません。

**大前**：病院長もされたし，その後に精神神経学会の理事長もされていますね。座り心地が悪いとおっしゃりながら，一番管理者らしい仕事をされています。

**笠原**：理事長職，あれは面白かったです。しんどかったですが。

**大前**：先生は，その都度その都度，思っていた仕事ではなくても引き受けて，受けたら受けたで不本意ともせずにそれなりにベストを尽くされますね。

**笠原**：いろいろ一所懸命するのですね。

**大前**：通常，今風の価値観だと，前もってゴールを定めて，そこに向かっていくのが尊いと言うけれども，そうではなく，与えられた場所でそれなりに努力をされるのですね。

**笠原**：自分のしたことはそうです。けれども，それに付いてきてくれる人がいないと意味がありません。

**大前**：付いてきてくれる人が思うようには得られなかったということですか。

**笠原**：教室の中ではそうでした。でもそれなりに，いつもなら会わないようないろいろな人に会ったりもしたし，人生値も増えて，随分助けてもらいました。

**大前**：期待していない方向から助けが来る場合もありますか。

**笠原**：そうです。『新・精神科医のノート』(140)に書いたと思いますが，学会でいえば帝京大学の風祭元さん，浅香山病院の工藤義雄さんはいろいろ助けてくれました。

## 発展も経過も

大前：あと先生の中でやはり一貫して流れているテーマで、ヤスパースで言うと人格の発展か過程かですね。Entwicklung か Prozess か。(143)

笠原：うん、そうそう。

大前：でも先生にとっては oder じゃなくて und、発展も過程も Entwicklung und Prozess なのだなと。疾患の過程も見るけれども、人格の発展というか、成長も見るのだなと。その辺がモットーの一つなのかしらと。

笠原：ヤスパースが出てくると分からなくなってしまいます。

大前：そうなのですか。

笠原：うん。言葉が分からなくなって、Prozess って何を言うんでしょうね。

大前：病的な過程ですよね。だから、経過に病前・病後の飛躍・断絶があって、しかも慢性進行性で変えられないという。人格の発展のほうは変わってはいくけど、連続的で可塑的なものです。

笠原：うん。

大前：ヤスパースは、やっぱり精神分裂病論、というより実質的には早発性痴呆論でそこを非常に重視します。

笠原：うん。中安信夫先生なんか、今でもヤスパースでいくのかな。

**大前**：どうでしょうね。ヤスパースは、でも、日本の精神病理学の黄金期では古いといわれていたものの、最近は一周回ったのか再び評価されているのかもしれません。

**笠原**：そうですか。

**大前**：特に木村先生の時代の精神病理学というのは、ヤスパースを乗り越えるというか、ヤスパースの到達したところから始めるという自負心があって。木村先生はヤスパース、シュナイダーはもう古いというふうにおっしゃっていましたから。でも、結局やはり、ああいう哲学的な精神病理学、たとえば現象学的人間学が流行した時代を過ぎてみると、戻ってくるのは、手堅かったヤスパースやシュナイダーあたりなのかなという印象は持ちます。原田憲一先生は、「（ヤスパースの）記述現象学を超えるべく多くの精神病理学的研究（現存在分析、人間学的精神病理学、力動精神医学など）がなされ、それぞれに大きな成果をあげた」と一定の意義を認めながらも、「しかし思うに、記述現象学が精神症状の抽出、概念化に重大な貢献をしたのに比べると、それ以後の精神病理学的成果は、精神症状の成因論としては目覚ましいものがあったが、症状学に対してはほとんど寄与していないのではないか」と手厳しい評価を下されています。[144] 精神病理学は、外部から見れば雲をつかむような難解な思弁にふける一方で、具体的な症状学の精緻化や疾病分類学の彫琢といった精神医学全体への寄与をなおざりにしてしまい、いつの間にか、その役割をＤＳＭに奪われてしまったのか

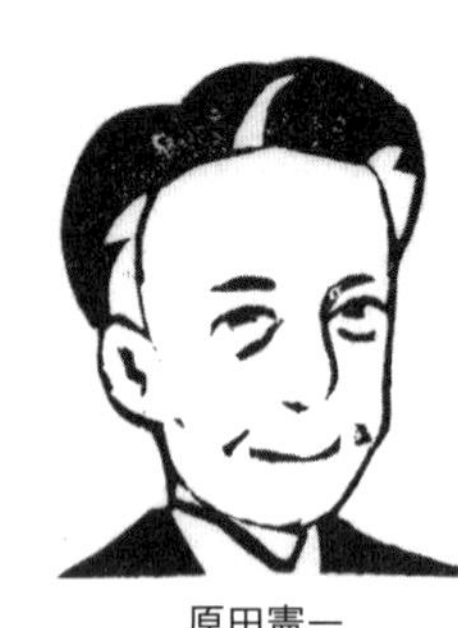
原田憲一

もしれません。

笠原：そうかも分かりませんね。

大前：ただ、ヤスパースは、私にとって、読むのが骨な割には、果たしてそんなに面白いのかなというところがあります。もちろん面白さよりも、正しさ・誠実さのほうが大事なのは承知しているのですが。

笠原：精神医学に対してあれだけ大部の情熱を注ぐ著者がいたという、そういうことかな。

大前：しかも、気管支拡張症で健康不安のつよい三十歳であの初版(145)を書いていますから、どれだけの秀才だったのだろうと思います。

笠原：あんなこと言う人はそれまでいなかったからね。

大前：そうですね。先覚者はいるのでしょうけれども。ただ、ヤスパースの総論は、やはり当時のハイデルベルク大学精神医学教室の共有知識が書かれている部分が多いと思います。ヤスパース自身の意見ももちろんあるでしょうが、以前に書かれた単独論文の主張が総論ではやわらげられたりしています。先輩方の意見を斟酌されたのでしょう。

笠原：そうでしょうね。

大前：ええ。だから、フランツ・ニスルとかカール・ウィルマンスとかハンス・グルーレとかマイヤー-グロスの見解も中には入っているのだろうと思います。

笠原：そういう偉い、いかにも精神科医らしい人がたまたま集まったというのは、いろいろな時代にいつでもあるわけじゃないでしょうからね。

大前：きらめく黄金時代ですね。
笠原：ええ。やはり精神科医もＩＱが高い人が何人かいないと面白くないですかね。
大前：そういうものですか。
笠原：そういう意味で、木村君なんかもそれなりに役割を果たしたと思いますけど。
大前：あと中井久夫先生。

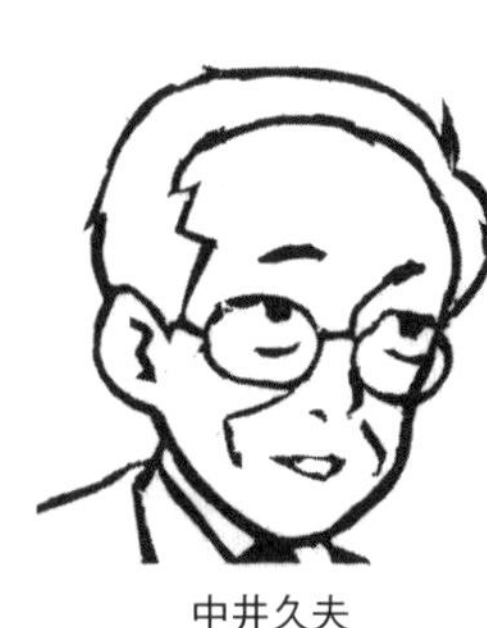
中井久夫

笠原：中井さんは、やっぱり何といったって神戸で震災の後の活躍なんかは、ちょっと精神科医離れしてますね。
大前：精神科医離れですか。
笠原：ええ。あれはなかなかできないですね。
大前：あれは超人的でした。休みなく救援活動して、その後間もなく本[146]まで書いてしまいますからね。
笠原：ええ。
大前：確かに、まねできるようなものではありません。
笠原：中井さんは京都大学精神科でも話題の人でした。村上先生や鳩谷龍先生、私、藤縄昭さんで一杯飲んでいて、中井論になると彼は天才だという結論にいつもなっていました。でも中井さんはウイルス研究所のときは鳴かず飛ばずでした。

大前：村上先生もそういった話題をされていたのですか。

笠原：中井さんが有名になってからです。

大前：中井先生が自ら書いていますが、当時先端的な研究をしていたのに、論文投稿にあたって海外のジャーナルに意地悪されたらしいです。査読で散々待たされた揚げ句、類似の研究が同じ雑誌に掲載されたりしたようです。現代しばしば問題となる、査読関係者による剽窃の疑いです。結局、すったもんだの挙げ句にウイルス研究所の助手のポストを辞すると伝えたら、それまでさんざん引き延ばされていた学位が下りたようで、中井先生の中では思うところがあったようです。ウイルス研究所を出て、信州大学の近藤廉治先生のところで相談したら、あなたは精神科が向いているだろうから東京大学の分院に行ったらいいと言われ、笠松章先生あてに紹介状を書いてもらったそうです[147]。

笠原：それで東京へ来たのですか。

大前：笠松先生のところに中井先生がいらしたときに、ちょうど飯田先生がドイツから帰ってきました。そこで二人でまず先ほど話題に出た、ヴァルター・シュルテの『精神療法研究[43]』を翻訳し、そのあと『天才の精神病理[129]』を執筆しました。

笠原：いいタイミングだったのですね。

## 精神医学の古典

大前：中井先生のあまたある業績の一つに、クラウス・コンラートの紹介があります。一方で村上先生もコンラートに親近感をお持ちでした[148]。そこまでは分かるのです。コンラートとエイは相互に尊敬しあっていて、エイの急性と慢性、すなわち意識の病いと人格の病いの図式は、コンラートの経過図とよく似ています。あの辺りが鳩谷先生の非定型精神病[149]のヒントでしょうか。しかしコンラートはまた、セシュエーによる分裂病の精神療法報告について否定的でした。セシュエーを訳されたのはいうまでもなく村上先生です。コンラートの教示例であるライナー(Rainer)症例なども、セシュエーのケースがルネ（René）だったのを皮肉っているのだろうと、中井先生が訳本で書いています。『分裂病のはじまり』を中井先生ら神戸大学のグループが翻訳されて[150]、最近まではよく読まれていましたが、寂しいですけれども、また、読まれなくなってきました。

**笠原**：それはどうしてですか。やはり薬ですか。

**大前**：一つは現在の精神医学教室の教育体制で、そういったクラシックな本を勧めなくなっています。コンラートは著作として長生きしたほうで、症例記述がしっかり載っているので、以前は初期教育でよく読まれていました。いま大学で教育を受けている先生に聞くと、最初に読むものは、教科書もアメリカのカプランとサドックの梗概の翻訳だったり、ＤＳＭのオリエンテーションのものだったりで、あとは興味があれば自分でという感じです。コンラートだけが読まれなくなったわけではなく、シュナイダーも読まれないし、ヤスパースなどもっての外ですし、ミンコフスキーも読まれません。初学者にたまたまやる気があっても、独学で理解するのは困難です。私自身は初学の先生に面白い本、読んだほうがいい本のお勧めはありますかと聞かれたら、分裂病なら現在でもミンコフスキー[151]です。具体的な症例が生き生きと記載されています。依然として価値を失っていません。

笠原：ミンコフスキーの本は立派です。よく分裂病のことが書いてあります。

大前：また、訳が読みやすい。私はフランス語に詳しくはありませんが、ミンコフスキーのフランス語は決して易しくはないそうです。実際に、『生きられる時間[152]』の日本語版は難しい。ですから、『精神分裂病』は村上先生がかなり砕いて訳しているのでしょう。あれほど翻訳本があるのは日本独特です。日本語に訳された精神医学の本の中でも、ミンコフスキーは一番よいものの一つだと思います。

笠原：私も、原本は読んでいないのに、現在でもミンコフスキーの言葉が浮かびます。

大前：せっかくですからミンコフスキーのフランス語の原典を買おうと思ったら、なかなか売っていません。二十年ほど前に文庫になって、やっと手に入りやすくなりました。とにかく精神医学書に対する考えが変わってきています。内科や外科と同じようになってきて、古い本は読まれません。五年以上前の本や論文は廃棄対象です。二年かもしれません。昔の本をそのまま、現在の診療に適用できるわけがないという言い分なのでしょうが、必ずしもそういったものばかりではありません。きちんと出版し続けてくれるといいのにと思う本がいくつもあります。

## 精神病理学のこれから

### 外から見た現在の精神病理学

大前：ＤＳＭ本位の精神医学も，もう終わっているんでしょうけど。
笠原：次は誰，どこが来るんでしょう。
大前：どこから来るのでしょうね。どこが覇権を取るのでしょう。
笠原：もう，しかし，そんなに精神医学が熱くなってる国はないんじゃないかな。
大前：そうなのですかね。寂しいですけど，そうかもしれない。
笠原：日本はどうでしょうね。
大前：そうですね。一時の勢いはないのでしょう。
笠原：やはり東京大学に頑張ってもらわなきゃ，しょうがないんですけどね。
大前：今もう私も大学から離れて久しいので何とも言いかねるのですが，やはり諸先輩方の絢爛たる業績にはめまいがします。
笠原：現在の東大の笠井清登先生は何が専門ですか。
大前：もともとは形態学です。私はあまり詳しくはありませんが，最近，精力的に研究されているのは統合失調症の当事者研究です。

笠原：それはどのようなことをするのですか。

大前：精神の障害を持ちながら地域で暮らす当事者、その生活経験から生まれた自助プログラムです。現在の教科書の形式の一つとして、例えば、中山書店から出ているハンドブックの統合失調症の巻[153]は笠井先生が総編集をしています。その第一章は当事者・家族に学ぶ統合失調症の理解と支援ですね。中では患者さん自身が体験した生きづらさを通して、自らを研究します。それがはじめの章立てに出てくるという構成なのですね。時代は変わったと思いました。

笠原：精神病理学はそちらのほうにいってしまったのですか。

大前：そのような印象はあります。ですから、その新しい教科書には精神病理学のコーナーはありません。診断学・症状学さえあればよくてそこはＤＳＭかＩＣＤで十分、それ以上の精神病理学はノーサンキューという判断なのでしょう。

## 精神病理学会のこれから

笠原：学会は存続しているけれども、そろそろ終わりですか。

大前：あまり大きい声では言えませんが、私も仕方がないのではないかと思います。学会自体が内向きで、閉じられている印象を持ちます。

笠原：哲学者しか入ってこないような学会になっています。哲学もいいし、「臨床哲学」と表題を変えるのもいいけれども、精神病理という以上は、何かもう少しすっきりした内容がないかと思います。

大前：もう少し治療に対する有用性の提言のようなものがあればいいですか。

笠原：医学だから治療でしょう。哲学にないものは治療学です。治療学は、私の考えるようなことしかありません。もう疲れてきたというのでしょうか。精神病理はあまり役に立ちません。精神病理学会のみなさんには、この危ういスタンスで頑張ってくださいと言うしかないですね。

大前：先生のおっしゃるところの、据わりの悪さを持ちながらいくしかない。

笠原：そういうことです。医者であって、医者でないような不快さです。二重の見当識です。

大前：臨床哲学に偏しちゃうと、もう要りませんか。

笠原：京都という場所の特性ですが、京都大学は熱心な哲学好きな人が昔から多いのかな。医学生のレベルではそんなことはないのですがね。

大前：そういう町です。西田幾多郎、田邊元、和辻哲郎、三木清らの、いわゆる京都学派ですから、それこそ精神医学教室までが京都学派と呼ばれていたぐらいです。

笠原：そうですね。でも、今ぐらい精神病理学会で哲学が盛んなときはないと思います。木村さんの力でしょうか。

大前：このように言うと語弊があるでしょうけれども、良くも悪くも木村敏先生の影響力が非常に大きくて、当時若手だった先生方の、ああなりたいという気持ちはとても強かったと思います。木村先生は日本の壁を超えてドイツの諸先生方と、そして精神医学の壁すら超えて哲学など他業種の先生方や芸術家のみなさんとも対等に対談されていました。何ともかっこよいのです。それがもう、精神病理学の王道であり代表であり到達すべき目標であるかのように見えました。でも、確かにそれが精神病理学の重要な一側面ではあるのだろうけれども、決して精神病理学はそれだけではないのでしょう。

笠原：せっかく皆さん、一所懸命、研究しているのだから茶々を入れたらいけないと思って、黙っていますが、哲学が何を言っても治療学が出てこないでしょう。

## 外に向けての精神病理学

大前：私自身がもう精神病理学のプロパーの人を読者に想定していません。ここ十年は精神病理学の論文であっても、精神病理学を専攻しない、いろいろな専門の先生に読んでもらうことを第一に考えるようになりました。できれば、すでにエスタブリッシュされた先生もいいけれども、主に読んでほしい対象として経験五年から十年の、専門性が確立されるかどうか辺りの先生に興味を持ってもらえるといいと考えています。

笠原：私もそれに賛成です。

大前：私の中ではそれが、おさまりが良かったのです。その点で、恐らく私は笠原先生の影響を受けています。先生ご自身は、閉じた中へ中へとではなく、読者を外へ外へと求めるように心掛けていると書かれていました。

笠原：賛同してくれる人がいるのはありがたいです。そうしなければ、精神医学は死んでしまいます。そもそも、オープンダイアログなど、似たような学問がたくさん出てきて、境界不鮮明になっていくのではないでしょうか。

**大前**：お話ししてきたような、精神病理学の優れた研究が多く出た時代がありました。それが一九五〇年代のドイツだったり、一九七〇年代の日本だったり、いわゆる『分裂病の精神病理』の時代です。その時代の遺産は普遍的な価値をもつものがいくつもあります。それは忘れないように何とか残していきたいとは思っています。

**笠原**：出版社がなぜ、あれほど本をたくさん作ってくれたのでしょうか。

**大前**：信じられないですね。

**笠原**：あそこ（『分裂病の精神病理』ワークショップ）へ泊まりがけでいって、話してくることは良かったのでしょう。

**大前**：先生は何回目頃から参加していましたか。

**笠原**：私はあまり参加していません。

**大前**：一度（第五巻[154]）主催されていますよね。

## ケーススタディの大切さ

**笠原**：僕はあんまり参加していませんが、順番に主催者になるのです。あそこではケーススタディができました。他ではケーススタディがなかなかできません。ケーススタディがなければ、精神病理学は死ぬのではないでしょうか。

**大前**：ケースがなければ、具体性を欠いた抽象的・理念的な話になってしまいます。それなら、哲学者がしたほうがいいという話になるかもしれません。

**笠原**：これからもなお問題ですが、そうすると患者さんのことを書くには患者さんに聞いたほうがいいとなってしまいます。それはどうでしょう。

**大前**：村上先生はあれほど文献について熟知していながら、最終的には患者さんと話してこいとおっしゃっていました。けれども、現代の精神医学では、今風のプライバシーや個人情報の保護などで、なかなかケースを出す機会に恵まれません。

**笠原**：これからそれが問題です。ケーススタディが具体的にできません。具体的に書かなければ分かりません。

**大前**：そうですね。出身地がA県B市ではイメージが湧きません。私は患者さんから出身地を聞くときは、原則として市町村までは聞きます。青森県は津軽と南部で違うし、兵庫県は摂津、播磨、但馬、丹波、淡路の連合です。旧国の内部でも違います。また、そのような問診の過程で、そこに行った経験がありますとかテレビで見ましたとかいうようなやりとりから、患者さんとの関係性ができてきます。現在の教育はそのような問診に対して否定的です。

**笠原**：私はどのケースもどこに住んでいる人か、どのような家かなど、それらで背景が分かるので、ケーススタディだけではない、奥行きがあります。それがなければ、うまくいきません。

大前：患者さんの背景すなわち地をしっかり描けないと、患者さん自身すなわち図はくっきりと見えてきません。

笠原：現在は、その辺りは学問がするべきではないという考えなのでしょうか。他の学問がすることになっているのでしょうか。

大前：現代風の実証研究では切り落とされる部分でしょう。

笠原：とすると、医学はますます実証科学になっていき、無名的になっていくのでしょうか。

大前：そうだと思います。ですから、臨床研究でも個別例ではなく、個人のデータを要素的なデータに分解して、多数例に還元します。まさにアノニムです。現在は特に倫理委員会が細心にチェックするから、データベースにするときに、すべてを匿名化しなければいけません。

笠原：それはやはり患者さんの個人情報保護という大義名分ですか。

大前：患者さん側の事情だけではなく、一つはこれまで医学の内輪だけで読まれていた専門誌などに外部からアクセスしやすくなったという環境変化が大きいのではないでしょうか。インターネットで誰でもいつでも見られるので、個人が特定できるような情報は出せません。ビンスワンガーの本など、現在は信じられません。あんな個人情報満載の本が書店で売られていたのです。心理臨床学会ですら具体的なケーススタディは好まれなくなり、フィクション症例の提示を要求される場合すらあります。先の当事者研究の隆盛は、この現状に対する不服申し立てのあらわれかもしれません。

笠原：特に精神鑑定が絡んでくると難しいでしょう。精神鑑定に関わるケースは皆、ケーススタディとしてはとても面白いものが多いのですが、全然出せません。

大前：うちは妻も精神科医で、いま（二〇二三年）日本に五十五人しかいない、学会認定精神鑑定医です。日々一般の診療をしながら甚大なエネルギーを使って患者さんと、一回一時間半ないし二時間、ほぼ毎週三カ月間面接してきて、文字起こしもしています。それだけのケースレポートをして、結局、関係者しか読まないとは、何とももったいないお話しです。

笠原：もったいないです。鑑定のケースは全部、とても重要です。私も五、六例は報告したいものがありますが、結局はボツにして、次の弟子によろしく頼むと言って渡しました。鑑定集にしてしまうと困るのでしょうが、何か分からないように匿名化して書くことは許してくれなければもったいないです。

大前：もう時効が成立しているような事件の鑑定ですか。一定の期間がたっていたら公開が許されるかもしれません。

笠原：青年期を研究していた頃には面白いケースが多くありました。

大前：主に大学生ですか。

笠原：大学生ないし受験生です。その時期には、親友を殺したり、とんでもない殺人を犯したりするのです。あのようなものは書いておいたほうが後学のためにいいと思います。

大前：絶対にそうでしょう。残して積み重ねておかなければならないと思います。

笠原：それでも現在は書けませんか。

大前：なかなか公表できません。あと、どこに残しておくかです。例えば、西丸四方先生は一部の精神鑑定が残っています[155]。それも大手の出版社で出してはおらず、退官の際に、地元の小さい出版社で作って、関係者のみに配布したそうです。

笠原：そのようにするしかないのでしょう。

大前：それも当時だからできたけれども現在はどうでしょうか。その本がなかなか手に入らず、私は原田憲一先生から頂きました。面白い本です。

笠原：特に青年期は不思議な殺人を犯したりするように思います。

大前：それはぜひ、妻は読みたいと言うと思います。

## お土産の思い出

### 患者さんへの贈り物、お土産

大前：あと最後にちょっと話しておきたいことがあります。七年ほど前、二〇一六年十一月十八日にわれわれが虎の門病院の精神科で研究会を主催して、東京の飯田橋のホテルメトロポリタンエドモントで笠原先生にご講演いただきました。その時お話しいただいたテーマが「外来精神医学をブラッシュ・アップしよう！」というテーマだったのです。

それで、すごく印象に残っているのが、患者さんもつらい中、わざわざ病院にいらっしゃってい るし、来てもらったのだから、その以上は何かこう、お土産を持って帰ってもらいましょうねとい うふうにおっしゃっていて。

それを最近また思い出して、今回のためにお土産という言葉をどこかに書いていないかなという ふうにいろいろ探してみました。そうしたら一カ所、『精神科と私』[2]の第十九章に、桜クリニック の経験のお話で、「患者さんに最後に差し上げる何がしかの贈り物は、いいかげんなその場限りの 気休めであってはいけません」というように、「贈り物」という表現をされています。先ほどの「病 後の生活史」でいう、患者さんに対するある種の尊敬とか畏敬の念が伝わるというのが、最大の贈 り物でありお土産なのかなというふうに思いました。

**笠原**：ありがとうございます。それが、本当は贈りたいんですけどね。確かにたくさんの患者さんが、後 で手紙をくれるので。

**大前**：お手紙を。

**笠原**：ええ。それを読んでいると僕も多少そういう役に立っているなとは思うんですが、それ以後、手紙 を出すと何の意味もないですから、今の主治医を信頼しておいでなさい、と言うだけにしてるんです。

**大前**：それは、やはり結構長いことお手紙をいただける患者さんはいらっしゃると。

**笠原**：いますね。でも、できるだけ返事をしないようにしてるんです。

**大前**：なかなかそこは難しいところなのでしょうね。

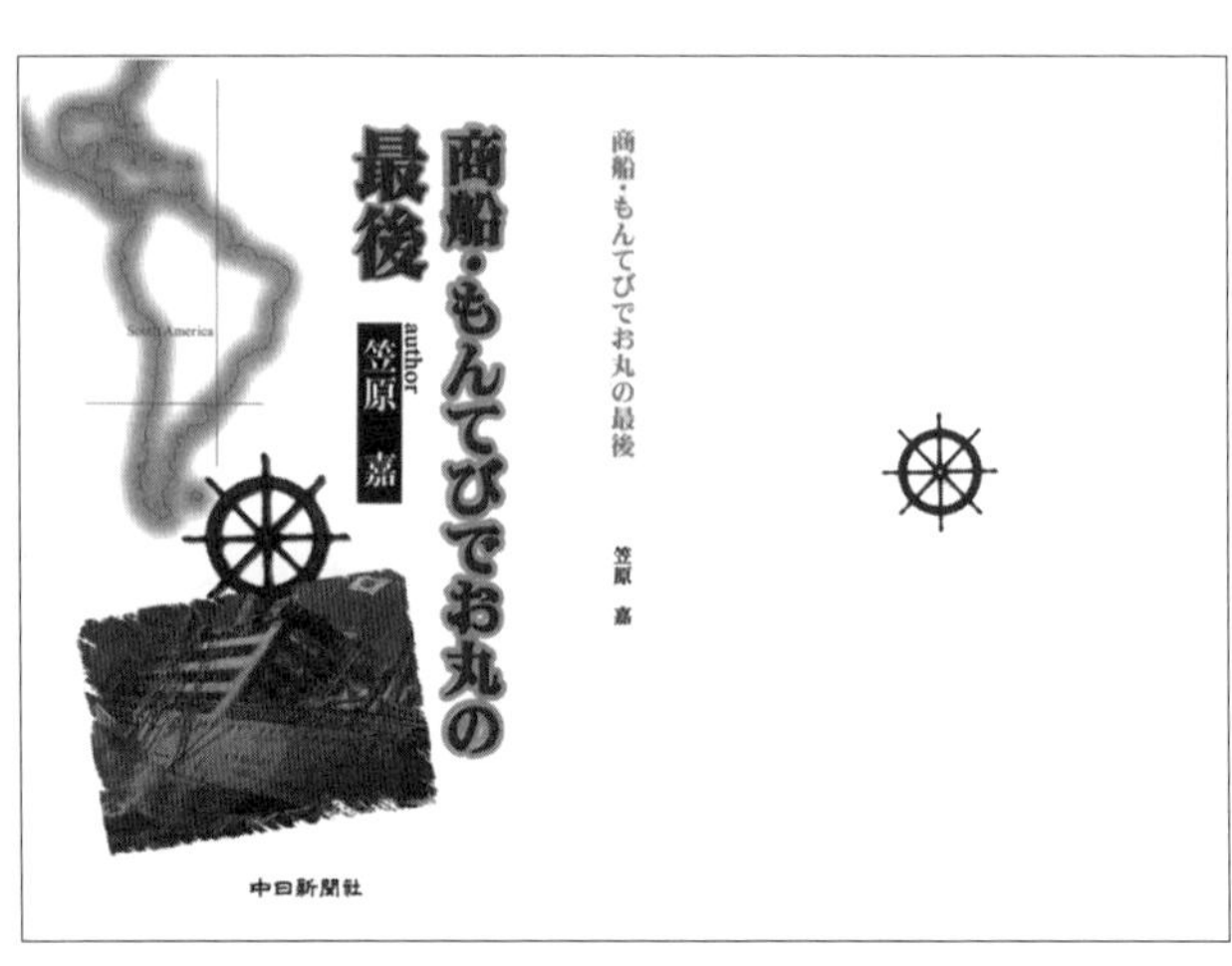


図６　商船・もんてびでお丸の最後

笠原：難しいですね。

大前：でも、一昔前、例えば亡くなった安永浩先生も、伝聞では患者さんの引っ越しを手伝いにいったことがあっただとか、そんな患者さんとの関係が結構近い時もあったと。

笠原：ほんとですね。僕はそんなことしたことはないけど。

## お父さんからのお土産

大前：お土産の件を思い出したきっかけは、笠原先生のご著書の一つに、精神医学関係の本でなくて、商船の船長さんだったお父さんのお話の本があります(156)（図６）。「もんてびでお丸」という、大阪商船、今の商船三井の貨客船ですね。

笠原：あの本は全く私的な内容なので、人の眼にふれないようにしていたのですが、見つかってしまいましたか。

大前：インターネットは恐ろしいもので、ウィキペディア（世界中のボランティアの共同作業によって執筆及び作成される多言語インターネット百科事典）に掲載されているのです。

笠原：船乗りというのは変な仕事です。

大前：独特な仕事です。

笠原：「軍縮」の時代で、視力が少し足らなくて「海軍」をあきらめたのだそうです。「海兵」（海軍兵学校の略）に行けばいいのに。

大前：船長さんというのはイメージできても、具体的な業務は本を読むまでよく知りませんでした。

笠原：結構、ハッピーのようです。船に乗って出てしまえば、海の上ではハッピーでしょう。

大前：その本を神戸商船大学の図書館からお借りして読みました。戦争が始まって船は軍に徴用されてしまいます。第二次世界大戦の始まる直前ぐらい。結果として最後になった南米航海に出る際に、もんてびでお丸はロサンゼルスにしばらく停泊します。そこでお父さんは、今もある名門スポーツ用品店のウィルソン社のお店でゴルフの道具と野球のミットを買います。笠原先生はその頃、小学生ですか、中学生ですか。

笠原：何年ですか。

大前：開戦直前だから昭和十六年です。

笠原：それはもう中学生です。

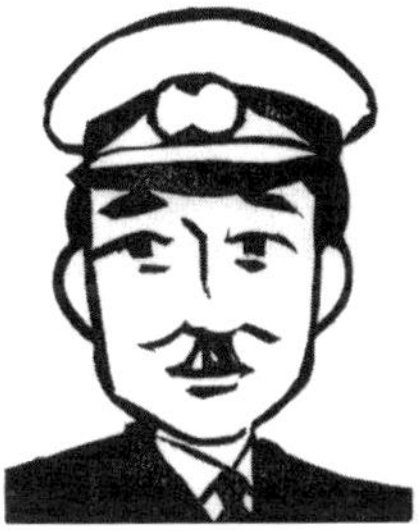

笠原計一

大前：中学生ですね。その先生のお土産にミットを買って帰ったという記録がありました。当時は大学野球が全盛で、プロ野球はまだ始まって五年くらいです。そのころそんなまともな野球道具が、日本で簡単に手に入ったとも思えません。わざわざアメリカから買ってきてもらうって、それはとても素敵なお土産だったのかと思って。

笠原：ものすごい、やはり子どもにしては立派過ぎるようなミットでしたね。だから、たくさんの人が借りに来ました。

大前：お友達が。

笠原：みんなが、あそこ行ったらミットがあるというから。

大前：お友達の中ですごい評判で……。

笠原：そうそうそう。町中、皆知ってるわけです。だから、野球の試合する時はミットは僕のところに借りに来られて、という時代でしたね。

大前：そうだったのですね。

笠原：良き時代ですね。

大前：ええ。でも、それから多分だんだん物がなくなっていったでしょうから。

笠原：ええ。あの辺で戦争やめてくれたらよかったんですけどね。

大前：あまり詳しく言うところではありませんが、その本を読んで思ったのは、月並みだけど、やはり戦争はいけないなと痛切に感じました。

**笠原**：ほんとですね。

**大前**：先生の中ではお土産の原体験はこれだったのかなというお話です。

**笠原**：ありがとうございます。本当に長いこと、そのミットは使いましたね。ぼろぼろになってしまいました。

**大前**：それだけ使えば十分ですね。

## あと一冊、お祖父様に関する本を

**大前**：そういえば、先生も精神医学関係の著書はもう終わりというふうにお話しされていましたけど、これからお祖父様に関する本を。

**笠原**：プライベートな本をね。

**大前**：準備されていると。

**笠原**：ええ。ちょっとした男でしたから。

**大前**：何か記録を残されているのですか。

**笠原**：ええ。自分で書き残してあるんです。それを誰も本にしてやらないで放ってあるんですが、それを読んで。町の開業医ですけど、よく働いた人です。京都府医学校、いまの京都府立医大の出身です。そして開業医でありながら、軍隊が好きで。

**大前**：軍隊が好きで。

笠原：日清、日露で召集されて、二つとも喜んで行くんですよね。

大前：軍医ですか？

笠原：軍医です。

大前：勤められたのですね。愛国心なのですか。

笠原：どうなんだろうね、ああいうのは。一所懸命やるんですよね。で、弾にも当たらないんだよ、うまいこと。で、帰ってきた時に、帰還兵の……。

大前：帰還兵の？

笠原：隊長みたいな職に推されて。それで読んでいると、大山巌元帥の奥さまが、何だったかな、そういう帰還兵を迎える役割を背負っておられたんですかね。だから、東京まで行って帰還兵を、ずっと汽車で回るらしいね。ずっと隊長だから付いていく。

大前：ほとんど、陛下の行幸みたいな感じですね。

笠原：それで、大山夫人のあいさつを受けて、いい気になったということが書いてあるんですけど。

大前：お祖父様は、何年生まれの……。

笠原：はっきりしないんだけど、明治三年というのを何となく覚えてるんですけどね。

大前：先生はお祖父様と会われたのですか。

笠原：もちろん。怖かったから、あんまり近寄らなかったけど、一族の会合があれば行かないわけにはいかない。

**大前**：怖かったのですね。あの時代の大人のおじさんは怖いですよね。
**笠原**：怖いですね。
**大前**：冗談言わなかったですからね。
**笠原**：ええ。
**笠原**：おやじではなくて祖父ですが、祖父のその手記を自家本にするのを最後の仕事にしようと思っています。
**大前**：ぜひお願いします。
**笠原**：このインタビューの仕事が進めば、取り掛かろうと思います。
**大前**：ぜひ、はい。それを聞いて、心強く思いました。でも、それで終わりと伺うと、少し寂しいですね。

## 笠原先生の文体

**大前**：笠原先生のところは、お父さんもお祖父様も記録魔なのですね。
**笠原**：そうですね。何か書き魔みたいですね。
**大前**：そうですよね。だから、それは先生の多作な文筆にも継がれているのだと思います。
**笠原**：どうでしょうか。もうちょっと文章がうまければ。
**大前**：いや、先生の文章は達意です。だからすらすら読めるのですが、まねしろと言われるとできません。
**笠原**：いや、そんな恥ずかしい。

大前：よく後輩の指導で文章を直しますが，例えば何度も話題にしているように，木村先生の文章ってほんとうに面白くて説得力があってぐいぐい引き込まれるのですが，あれは一代物だからまねしないほうがいいなとか。あと，まねしないほうがいいのは中井先生だとか。

　それで逆に，しっかり学びさえすれば明晰なよい論文を書けるように思うのは，先輩の飯田眞先生や原田憲一先生です。セオリーを厳格に守った，道筋の整った，わかりやすく曖昧さのない文章だから，まねをするのだったらああいうふうにするといいよと言います。ところが笠原先生の文章もまた独特で，さっきも言いましたけど，軽さと重さとかフレンドリーさ，友好的なところと，すごく辛辣なところの対照が効果的で，とてもあの味はまねできないです。

笠原：そうですか。恐れ入ります。

大前：だから，これだけの著作を残していただいて，今回のインタビューを取るため，すべてではないですけれども，かなりの数の論文，著作集に載っていないものも買ったり取り寄せたりして読みました。とても楽しい時間だったし，先生のお考えになる過程ですね，Nachdenken というのですか，追思考していく。それはすごく豊かな作業で，学んだかずかずが自分の身にもついているといいなと思う体験でした。

笠原：ありがとうございます。お役に立ったらうれしいです。精神医学界に何らかの貢献ができたかどうかという，それはそこまで考えなくてもいいんですけど。やはり東大の先生は使命を背負ってると思うね。

**大前**：そうですか。

**笠原**：僕はそこまでしなくてもいいんですけど、そうですね、誰か僕と似たようなことをしたい人がいたら、後を継いでほしいとは思いますね。

**大前**：そうですね。ですから、必ずしも何かぴったりと先生の仰せのとおりでなくてもよくて、そのつどの時代とか地域の趨勢（すうせい）に合わせて自由にアレンジして使ってくださいというふうに、先生自身がおっしゃっていますね。

**笠原**：ええ、そういうことですね。

## おわりに

**笠原**：先生はもう東大を離れていて。しかし、東大的ですよね。

**大前**：そうですか。

**笠原**：ええ。

**大前**：私は、東大でも本郷でなく目白台の分院のほうですが。

**笠原**：まあ、似たようなものです。

**大前**：そうですか。

**笠原**：あまり大きな声では言えないけど、やはり私が言うような本を大体読んでいてくださるような、ドイツの文献、英語の文献でも、そういう人は京都でも名古屋でもあんまりいないんだよね。

大前：名乗り出ないだけで、いらっしゃるとは思いますけど。
笠原：僕が知らないだけかもしれないんですけどね。
大前：たまたま私が幸運にも、直接お話しする機会に恵まれたのだと思います。
笠原：僕は九十五歳にして大前先生に会えた。会えたの、もう五年ぐらい前ですね。
大前：研究会にお越しいただいたのが七年前です。
笠原：九十歳を前にして、飯田眞先生や原田憲一先生という尊敬する精神科医の教育を受けた大前先生に会えたのが、うれしいことです。
大前：ありがとうございます。
笠原：ほんとうにうれしかったです。何せマイヤー-グロスなんていうのは話に出ないと思っていたから。
大前：そうですね。
笠原：精神医学は難しいですからこんなものです。これ以上何もできません。
大前：無事荷を下ろされましたか。
笠原：今は楽です。本当に楽です。
大前：無我夢中の七十余年だったのですね。先生は折にふれて、大変であっても運命的な出来事からは逃げないと書かれていました。お父さんのもんてびでお丸の件を知ると余計に重たく響きます。シュルテ先生とは違って無事に荷を下ろされたとうかがい、いまは安堵するとともにうれしく思います。大先輩に対して失礼な物言いかもしれませんが、ほんとうにお疲れ様でした。

笠原：いいえ、こちらこそ、ほんとうにわざわざお越しいただいて。

大前：私も今日いただいたお言葉のかずかずをお土産に東京に戻りたいと思います。

笠原：ありがとうございます。

大前：では、本日はどうもありがとうございました。

## 文献

（1）笠原嘉（二〇二三）「『病後の生活史』に伴走する私の小精神療法―武田雅俊先生への返信（二〇二三・四・四）として」『仁明会精神医学研究』二一巻一号、二一-八頁

（2）笠原嘉（二〇一二）『精神科と私―二十世紀から二十一世紀の六十年を医師として生きて』中山書店

（3）佐藤光源監修（二〇一五更新）「統合失調症について―精神分裂病と何が変わったのか」（https://www.jspn.or.jp/modules/advocacy/index.php?content_id=58）（参照二〇二四年四月六日）

（4）京都大學醫學部芝蘭會編（一九五〇）『醫學春秋 第一集 精神神經學の領域』金芳堂

（5）満田久敏（一九五三）「内因性精神病の遺伝臨床的研究」『精神神経学雑誌』五五巻一号、一九五-二一五頁

（6）笠原嘉（一九六七）「内因性精神病の発病に直接前駆する『心的要因』について」『精神医学』九巻六号、四〇三-四一二頁（笠原嘉（一九八四）『精神病と神経症1』一四七-一六九頁、みすず書房）

（7）笠原嘉（一九六八）「精神医学における人間学の方法」『精神医学』一〇巻一号、五-一九頁（笠原嘉（一九八四）『精神病と神経症1』一七〇-一九二頁、みすず書房）

（8）松浪克文・大前晋（一九九八）「病態・心理」広瀬徹也・樋口輝彦編『臨床精神医学講座4 気分障害』六一-八七頁、中山書店

（9）笠原嘉（二〇一三）「日本の精神医学を築いた人々〔第４部〕三浦百重―精神科医らしからぬ管理力と教育力を備えた大教授」『臨床精神医学』四二巻六号、七八五－七八七頁

（10）Janzarik, W.（1976）Die Krise der Psychopathologie. Nervenarzt, 47(2); 73-80.（The crisis of psychopathology. In: Cutting, J., Shepherd, M.（eds.）（1987）The Clinical Roots of the Schizophrenia Concept: Translations of Seminal European Contributions on Schizophrenia, pp.135-143. Cambridge University Press）

（11）Jaspers, K.（1948）Allgemeine Psychopathologie. 5. Aufl. Springer（内村祐之・西丸四方・島崎敏樹・岡田敬藏譯（一九五三・一九五五・一九五六）『精神病理學總論　上巻・中巻・下巻』岩波書店）

（12）土居健郎編（一九七二）『分裂病の精神病理』東京大学出版会

（13）台弘・井上英二編（一九七三）『分裂病の生物学的研究』東京大学出版会

（14）笠原嘉（一九五九）「心因要素の著明な精神分裂病への精神療法―精神分裂病への精神療法に関する臨床的研究（その１）」『精神神経学雑誌』六一巻一号、一－一〇頁

（15）笠原嘉（一九五九）「精神分裂病性幻聴および作為思考の発現機制に関する一考察―精神分裂病への精神療法に関する臨床的研究（その２）」『精神神経学雑誌』六一巻一一号、一四八六－一四九七頁（笠原嘉『精神病と神経症１』三一一－三三六頁、みすず書房）

（16）Winkler, W.T.（1954）Zum Begriff der "Ich-Anachorese" beim schizophrenen Erleben. Archiv für Psychiatrie und Zeitschrift Neurologie, 192(3); 234-240.

（17）Häfner, H.（1954）Zur Psychopathologie der halluzinatorischen Schizophrenie. Archiv für Psychiatrie und Zeitschrift Neurologie, 192(3); 241-258.

（18）Federn, P.（1953）Ego Psychology and the Psychoses. Imago.

（19）上田宣子（一九七五）「ドイツ精神医学管見記―ハイデルベルク大学精神科主任教授の交替について」『精神医学』一七巻一号、八七－八九頁

(20) 宮本忠雄（一九七八）「日本人の精神構造—比較精神医学的視点から」『からだの科学』七九号、一四一－一四六頁
(21) 中脩三（一九三二）「初老期鬱憂症（宿題報告）」『神經學雜誌』三四巻七号、六五五－六八〇頁
(22) 新福尚武・北西憲二・村上靖彦（一九九九）「座談会 日本の精神病理学・回顧と展望（3）新福尚武先生を訪ねて」『臨床精神病理』二〇巻三号、二五一－二六八頁
(23) 新福尚武（一九六九）『仮面デプレッション』日本メルク万有
(24) 中井久夫（一九七七）「リュムケとプレコックス感」『季刊精神療法』三巻第一号、八一－九二頁（中井久夫（一九九七）『中井久夫著作集1巻　精神医学の経験　分裂病』三二九－三四六頁、岩崎学術出版社）
(25) Pallagrosi, M., Fonzi, L.（2018）On the concept of praecox feeling. Psychopathology, 51(6); 353-361.
(26) Schneider, K.（1954）Zur Frage der Psychotherapie endogener Psychosen. Dtsch Med Wochenschr, 79(22); 873-874.
(27) Schneider, K.（1947）Einleitung zu einem Gespräch über Schocktherapie. Nervenarzt, 18(12); 529-530.
(28) 内村祐之（一九五八）『わが歩みし精神医学の道』みすず書房
(29) Jaspers, K.（1950）Zur Kritik der Psychoanalyse. Nervenarzt, 21(11); 465-468.（西丸四方・島崎敏樹訳（一九五二）「精神分析批判」『思想』三四二号、一三二〇－一三二五頁）
(30) 内村祐之（一九五四）「Karl Jaspers の精神分析批判をめぐつて」『精神神経学雑誌』五五巻七号、七四三頁
(31) 島崎敏樹（一九五四）「精神分析批判の紹介」『精神神経学雑誌』五五巻七号、七四三－七四五頁
(32) 石川清（一九五四）「精神分析批判の精神」『精神神経学雑誌』五五巻七号、七四五－七四八頁
(33) 土居健郎（一九五四）「精神分析批判の反批判」『精神神経学雑誌』五五巻七号、七四八－七五一頁（土居健郎（一九九四）『日常語の精神医学』一－八頁、医学書院。『土居健郎選集3：精神分析について』一－九頁、岩波書店）
(34) 村上仁（一九五四）「分裂病の精神療法」『日本醫事新報』一五六四号、一六六九頁（村上仁（一九七一）『精神病理学論集2』一二八－一三二頁、みすず書房）
(35) Sechehaye, M.-A.（1950）Journal d'une schizophrène. Auto-observation d'une schizophrène pendant le traitement

psychothérapique. Presses universitaires de France.（村上仁・平野恵訳（一九五五）『分裂病の少女の手記—心理療法による分裂病の回復過程』みすず書房）
（36）井村恒郎（一九六七）「分裂病の心因論」『井村恒郎著作集1—精神病理学研究』三〇一-三二四頁、みすず書房
（37）笠原嘉（一九五七）「精神分裂病様反応への精神療法の試み」『精神神経学雑誌』五九巻九号、八〇六頁
（38）Schulte, W.（1962）Psychotherapeutische Bemühungen bei der Melancholie. Dtsch Med Wochenschr, 87(44); 2225-2231.（飯田真・中井久夫訳（一九六九）「うつ病の精神療法」『精神療法研究』五七-七八頁、医学書院。再刊・改訳版：飯田眞・中井久夫訳（一九九四）「うつ病の精神療法」『精神療法研究』六三-八五頁、岩崎学術出版社）
（39）Lange, C.（1886）Om Periodiske Depressionstilstande og deres Patogenese. Lund.〔trans. by Schioldann, J.A.（2011）'On periodical depressions and their pathogenesis' by Carl Lange（1886）. History of Psychiatry, 22(1); 116-130.〕
（40）Mauz, F.（1949）Psychiatrie und Psychotherapie. Hamburger Ärzteblatt, 3(3); 43-46.
（41）Häfner, H.（1954）Die existentielle Depression. Archiv für Psychiatrie und Zeitschrift Neurologie, 191(5); 351-364.
（42）Winkler, W. T.（1958）Formen existentieller Depressionen und ihre psychotherapeutische Behandlung. Regensburger Jahrbuch für ärztliche Fortbildung, 6(4); 236-242.
（43）Schulte, W.（1964）Studien zur heutigen Psychotherapie. Quelle & Meyer, Heidelberg.（飯田真・中井久夫訳（一九六九）『精神療法研究』医学書院。再刊・改訳版：飯田眞・中井久夫訳（一九九四）岩崎学術出版社）
（44）林直樹（二〇一〇）「『小坂理論』に見る精神療法の『理論』」『精神療法』三六巻六号、七七六-七七八頁
（45）平澤一（一九六六）『軽症うつ病の臨床と予後』医学書院
（46）平澤一（二〇一二）『金城訪碑録』龜鳴屋
（47）笠原嘉・阪本健二（一九六一）「精神分裂病の心理療法の歴史」『精神医学』三巻七号、五四七-五五八頁（笠原嘉（一九八四）『精神病と神経症1』三三九-三六六頁、みすず書房）
（48）阪本健二・笠原嘉（一九六二）「精神分裂病の心理療法の近況について」『精神医学』四巻六号、三五九-三七三頁（笠

原嘉（一九八四）『精神病と神経症1』三六七－三九〇頁、みすず書房）

(49) 阪本健二（一九七九）『人間関係の病―分裂病論』弘文堂

(50) Fromm-Reichmann, F. (1950) Principles of Intensive Psychotherapy. University of Chicago Press.（阪本健二訳（一九六四）『積極的心理療法　その理論と技法』誠信書房）

(51) 笠原嘉（一九七六）『精神科医のノート』みすず書房

(52) 大前晋（二〇二二）「このままじゃいけない統合失調症概念―精神障害の具象化問題をめぐるドン・キホーテとサンチョ・パンサ」（古茶大樹・糸川昌成・村井俊哉編（二〇二二）『統合失調症という問い―脳と心と文化』七八－一一〇頁、日本評論社）

(53) 大前晋（二〇二〇）「Allen Frances の言い分を聞いてみましょう―精神疾患・精神障害の存在論と認識論」『臨床精神病理』四一巻一号、五一－六〇頁

(54) Frances, A. (2013) Saving Normal : An Insider's Revolt against Out-of-Control Psychiatric Diagnosis, DSM-5, Big Pharma, and the Medicalization of Ordinary Life. Morrow.（大野裕監修、青木創訳（二〇一三）『〈正常〉を救え―精神医学を混乱させるDSM-5への警告』講談社）

(55) 大前晋（二〇二〇）「精神医学における診断妥当性―具体化・物象化の錯誤を超えて」『精神科治療学』三五巻二号、一三三－一四〇頁

(56) Kendell, R., Jablensky, A. (2003) Distinguishing between the validity and utility of psychiatric diagnoses. Am J Psychiatry. 160(1); 4-12.

(57) Ghaemi, N.S. (2010) The Rise and Fall of the Biopsychosocial Model. Reconciling Art and Science in Psychiatry. Johns Hopkins University Press.（山岸洋・和田央・村井俊哉訳（二〇一二）『現代精神医学のゆくえ―バイオサイコソーシャル折衷主義からの脱却』みすず書房）

(58) 笠原嘉（一九八三）「概説」（飯田真・笠原嘉・河合隼雄ほか編（一九八三）『岩波講座 精神の科学1 精神の科学とは』

一－八六頁、岩波書店）

(59) 笠原嘉（一九八一）『不安の病理』岩波書店

(60) 飯田真・笠原嘉・河合隼雄ほか編（一九八三）『岩波講座 精神の科学3 精神の危機』岩波書店

(61) 村上仁（一九七四）「能と精神病理学—能に現れた憑依状態について」宮本忠雄編『分裂病の精神病理2』三一七－三三六頁、東京大学出版会

(62) 笠原嘉（二〇〇一）「村上仁先生追悼」『臨床精神病理』二二巻一号、八一－八六頁

(63) 笠原嘉・村上靖彦・鈴木國文（二〇〇五）「座談会 日本の精神病理学・回顧と展望（9）笠原嘉先生をお訪ねして」『臨床精神病理』二六巻三号、二六一－二七九頁

(64) 島崎敏樹・笠原嘉・三好郁男ほか（一九六八）「精神医学における人間学の方法—第6回精神医学懇話会」『精神医学』一〇巻一号、二四－三八頁

(65) 加藤清・笠原嘉（一九六二）「精神分裂病者とのコンタクトについて—心理療法の経験から」『精神医学』四巻二号、七五－八三頁

(66) 井村恒郎・木戸幸聖（一九六二）「疏通性の精神生理学」『精神医学』四巻三号、一四三－一五二頁

(67) 笠原嘉（一九七九）「序論」『精神医学』二一巻二号、一一六頁

(68) 原田憲一（一九七九）「老人の妄想について—その二つの特徴：作話的傾向および『共同体被害妄想』」『精神医学』二一巻二号、一一七－一二六頁

(69) 安永浩（一九七九）「分裂病型妄想の理論的問題点」『精神医学』二一巻二号、一二七－一三七頁（安永浩（一九八七）『分裂病の症状論』一〇七－一三三頁、金剛出版）

(70) 中井久夫（一九七九）「妄想患者とのつき合いと折り合い—してはいけないらしいことと許されるだろうことと」『精神医学』二一巻二号、一三八－一四二頁（中井久夫（一九八五）『中井久夫著作集2巻 精神医学の経験 治療』四六－五六頁、岩崎学術出版社）

（71）宮本忠雄（一九七九）「分裂病の妄想—その日本的特質」『精神医学』二一巻二号、一四三－一五二頁（宮本忠雄（一九八二）『妄想研究とその周辺』一九一－二一〇頁、弘文堂）
（72）笠原嘉（二〇二四）「『病後の生活史』により添う」『臨床精神病理』四五巻一号、二三－二八頁
（73）笠原嘉（一九七八）「うつ病（病相期）の小精神療法」『季刊精神療法』四巻二号、一一八－一二四頁、本書第3部に収録
（74）笠原嘉（一九七〇）「内科・婦人科を初診することの多い『軽症うつ病』者について」『臨牀と研究』四七巻一号、一五二－一五六頁
（75）下田光造（一九五〇）「躁鬱病に就いて」『米子醫誌』二巻一号、一－二頁
（76）平沢一（一九六二）「うつ病にあらわれる『執着性格』の研究」『精神医学』四巻四号、二二九－二三七頁
（77）Tellenbach, H.（1961）Melancholie: zur Problemgeschichte – Typologie Pathogenese und Klinik. Springer.（第3版：木村敏訳（一九七八）『メランコリー』みすず書房）
（78）吉永五郎（一九六二）「躁うつ病の病前性格について—執着性性格を中心とした性格像の変遷、および、その性格学的考察」『九州神経精神医学』九巻三・四号、一四八－一六九頁
（79）村上仁（一九五三）「変質性精神病に関する一考察」『精神神経学雑誌』五五巻一号、二二一－二三二頁（村上仁（一九七一）『精神病理学論集1』二五九－二八一頁、みすず書房）
（80）Kielholz, P.（1957）Diagnostik und Therapie der depressiven Zustandbilder. Schweiz Med Wochenschr, 87(4): 87-90, 87(5): 107-110.
（81）大前晋（二〇一三）「Tellenbach のメランコリー論再説—その構築過程と理論的意義」『精神神経学雑誌』一一五巻七号、七一一－七二八頁
（82）笠原嘉（一九七六）「うつ病の病前性格について」笠原嘉編『躁うつ病の精神病理1』一－二九頁、弘文堂（笠原嘉（一九八四）『精神病と神経症1』六－三〇頁、みすず書房。笠原嘉（二〇一五）『笠原嘉臨床論集 うつ病臨床のエッセンス新装版』

七一－九八頁、みすず書房）
(83) 笠原嘉（一九八〇）『予診・初診・初期治療』診療新社
(84) 笠原嘉（二〇〇七）『精神科における予診・初診・初期治療』星和書店
(85) 中谷陽二・松浪克文・大前晋ほか（二〇〇八）「座談会 日本の精神病理学・回顧と展望（12）飯田眞先生をお訪ねして」『臨床精神病理』二九巻三号、三二五－三四四頁
(86) 井上英二（一九六三）「分裂病に関する最近の臨床遺伝学的研究—ふたごの研究を中心として」『精神医学』五巻一号、三－一八頁
(87) 井上英二・土居健郎（一九六三）「分裂病に関する最近の臨床遺伝学的研究—ふたごの研究を中心として（本誌五巻一号掲載）に関する往復書簡」『精神医学』五巻七号、五八八－五八九頁
(88) 井上英二（一九六三）「臨床遺伝学からみた神経症理論—ふたごの研究を中心にして」『精神医学』五巻一一号、八五九－八七〇頁
(89) 飯田真（一九六一）「双生児法による神経症の研究」『精神神経学雑誌』六三巻九号、八六一－八九二頁（飯田真（一九七八）『精神医学論文集—臨床遺伝学から精神病の状況論へ』金剛出版、二六－九五頁）
(90) Ehrenreich, E.（2007）Otmar von Verschuer and the “Scientific” Legitimization of Nazi Anti-Jewish Policy. Holocaust and Genocide Studies, 21(1); 55-72.
(91) Müller-Fahlbusch, H., Ihda, S.（1967）Endogene Depression bei Wohnungswechsel. Nervenarzt, 38(6); 247-251.
(92) Mauz, F.（1965）Psychotherapeutische Möglichkeiten bei endogenen Psychosen. Ein persönlicher Rückblick und Ausblick. Archiv für Psychiatrie und Zeitschrift für die gesamte Neurologie und Psychiatrie, 206(5); 584-598.（中内雅子・大田省吾・飯田真訳、飯田真解説（一九七八）「内因性精神病における精神療法の可能性—個人的回顧ならびに展望」『季刊精神療法』四巻三号、三〇二－三一二頁（飯田眞＆ライナー・テレ編、飯田眞・市川潤監訳（二〇〇七）『多次元精神医学—チュービンゲン学派とその現代的意義』二〇九－二一七頁、岩崎学術出版社））

(93) 岩井一正（二〇一一）「70年間の沈黙を破って—ドイツ精神医学精神療法神経学会（DGPPN）の2010年総会における謝罪表明（付）追悼式典におけるDGPPNフランク・シュナイダー会長の談話『ナチ時代の精神医学—回想と責任』（邦訳）」『精神神経学雑誌』一一三巻八号、七八二－七九六頁

(94) Klein, D.F.（1974）Endogenomorphic depression. A conceptual and terminological revision. Archives of General Psychiatry, 31(4); 447-454.

(95) Klein, D.（1996）Reaction patterns psychotropic drugs and the discovery of panic disorder. The Psychopharmacologists（interviews with Healy,D.）. Chapman and Hall, pp.329-352.

(96) Klein, D.F., Fink, M.（1962）: Psychiatric reaction patterns to imipramine. American Journal of Psychiatry, 119(5); 432-438.

(97) Swartz, C.M., Shorter, E.（2007）Psychotic Depression. Cambridge University Press.（上田諭、澤山恵波訳（二〇一三）『精神病性うつ病—病態の見立てと治療』星和書店）

(98) Spitzer, R.（1996）A manual for diagnosis and statistics. The Psychopharmacologists III（interviews with Healy, D.）. Arnold, pp.415-430.

(99) Shorter, E., Fink, M.（2018）The Madness of Fear: A History of Catatonia. Oxford University Press.

(100) Decker, H.S.（2013）The Making of DSM-III®: A Diagnostic Manual's Conquest of American Psychiatry. Oxford University Press.

(101) Spitzer, R.L.（2005）The Story of Robert L. Spitzer's Paper, 'An Examination of Demonstrations of Wilhelm Reich's Orgone Energy'. Scientific Review of Mental Health Practice, 4(1); 9.

(102) Spitzer, R.L.（2005）An examination of Wilhelm Reich's demonstrations of orgone energy. Scientific Review of Mental Health Practice, 4(1); 10-19.

(103) Sabshin, M.（2008）Changing American Psychiatry: A Personal Perspective. American Psychiatric Publishing.

（104）笠原嘉（一九八一）「米国の新しい診断基準ＤＳＭ－Ⅲをめぐって」『精神神経学雑誌』八三巻一〇号、六〇七－六一一頁

（105）笠原嘉（一九八四）『アパシー・シンドローム―高学歴社会の青年心理』岩波書店（文庫版（二〇〇二）『アパシー・シンドローム』岩波書店）

（106）原田憲一（一九八〇）『意識障害を診わける』診療新社。改訂版（一九九七）診療新社。改訂版復刊（二〇二四）金剛出版

（107）笠原嘉（一九七七）『青年期―精神病理学から』中央公論社

（108）Walters, P.A. Jr.（1961）Student apathy. In: Blaine, G.B. Jr., McArthur, C.C.（eds）: Emotional Problems of the Student. Appleton-Century-Crofts.（笠原嘉・岡本重慶訳（一九七五）「学生のアパシー」石井完一郎・岨中達・藤井虔監訳『学生の情緒問題』一〇六－一二〇頁、文光堂）

（109）笠原嘉・金子寿子（一九八一）「外来分裂病（仮称）について」藤縄昭編『分裂病の精神病理一〇』二三－四二頁、東京大学出版会（笠原嘉（一九八四）『精神病と神経症1』二九五－三二一頁、みすず書房。笠原嘉（二〇一一）『笠原嘉臨床論集　外来精神医学という方法』六三－八五頁、みすず書房）

（110）永田俊彦（一九八一）「精神分裂病の急性期症状消褪直後の寛解後疲弊病相について」『精神医学』二三巻二号、一二三－一三一頁

（111）Mayer-Gross, W.（1920）Über die Stellungnahme zur abgelaufenen akuten Psychose. Eine Studie über verständliche Zusammenhänge in der Schizophrenie. Zeitschrift für die gesamte Neurologie und Psychiatrie, 60(1); 160-212.

（112）Jung, R.（1962）Wilhelm Mayer-Gross 1889-1961. Archiv für Psychiatrie und Nervenkrankheiten, Vereinigt mit Zeitschrift für die Gesamte Neurologie und Psychiatrie, 203(1); 122-136.

（113）Mayer-Gross, W., Slater, E., Roth, M.（1954）Clinical Psychiatry. Cassell.

（114）Klerman, G.L.（1978）The Evolution of a Scientific Nosology. In: Shershow, J.C.（ed）. Schizophrenia. Science and Practice, pp.99-121. Harvard University Press.

(115) 笠原嘉・木村敏（一九七五）「うつ状態の臨床的分類に関する研究」『精神神経学雑誌』七七巻一〇号、七一五－七三五頁（笠原嘉（一九八四）『精神病と神経症1』三一－七五頁、みすず書房。笠原嘉（二〇一五）『笠原嘉臨床論集 うつ病臨床のエッセンス新装版』一五－七〇頁、みすず書房）

(116) 木村敏（一九六七）「Praecoxgefühl に関する自覚論的考察」『精神医学』九巻二号、一二〇－一二五頁（木村敏（一九七五）『分裂病の現象学』一六九－一八〇頁、弘文堂）

(117) 諏訪望（一九八一）「精神分裂病の臨床診断―方法論的考察」『精神医学』二三巻十二号、一二〇八－一二一三頁（諏訪望（一九八七）『内因性精神病と心因性障害―概念・病態・診断』一二一－四三頁、金剛出版〔「精神分裂病の診断根拠」に改題〕）

(118) 木村敏（一九七二）『人と人との間　精神病理学的日本論』弘文堂

(119) 木村敏（一九八八）『あいだ』弘文堂（文庫版（二〇〇五）筑摩書房）

(120) エドヴィン・フィッシャー（佐野利勝・木村敏訳）（一九五八）『ベートーヴェンのピアノソナタ』みすず書房

(121) 大前晋（二〇二〇）「うつ病概念は死なず、ただ消え去るのみ―ニッポンのうつ病から major depressive disorder へ」『精神科治療学』三五巻九号、九三三－九四〇頁

(122) 大前晋（二〇二二）「日本独自の伝統的な「うつ病」概念のこれまでとこれから―軽症内因性うつ病からうつ病（DSM－5）へ」『精神神経学雑誌』一二四巻二号、九一－一〇八頁

(123) 大前晋（二〇二三）「『新型うつ病』おわりました」『臨床精神医学』五二巻一号、五－一三頁

(124) Healy, D. (2008) Mania: A Short History of Bipolar Disorder. Johns Hopkins University Press.（江口重幸監訳・坂本響子訳（二〇一二）『双極性障害の時代―マニーからバイポーラーへ』みすず書房）

(125) 笠原嘉・加賀乙彦（一九八一）『嫌われるのが怖い　精神医学講義』朝日出版社

(126) Ghaemi, N.S. (2012) A First-Rate Madness: Uncovering the Links Between Leadership and Mental Illness. Penguin.（山岸洋・村井俊哉訳（二〇一六）『一流の狂気―心の病がリーダーを強くする』日本評論社

（127）Kretschmer, E.（1929）Geniale Menschen. Springer.（内村祐之譯（一九三二）『天才人』岩波書店。文庫版（一九八二）『天才の心理学』岩波書店）

（128）Lange-Eichbaum, W.（1931）Das Genie-Problem: Eine Einführung. Reinhardt（島崎敏樹・高橋義夫訳（一九五三）『天才 その矛盾と宿命』みすず書房）

（129）飯田真・中井久夫（一九七二）『天才の精神病理―科学的創造の秘密』中央公論社（文庫版（二〇〇一）岩波書店）

（130）笠原嘉編（一九七八）『ユキの日記―病める少女の20年』みすず書房（新装版（二〇〇二）みすず書房）

（131）笠原嘉（一九七八）「分裂病の精神療法―昨今の話題」『臨床精神医学』七巻一号、七‐一七頁（笠原嘉（一九八四）『精神病と神経症1』四五二‐四七二頁、みすず書房）

（132）笠原嘉（二〇一二）「境界パーソナリティ障害（DSM）研究の昨今―文献紹介を中心に」笠原嘉『笠原嘉臨床論集 境界例研究の五〇年』一九九‐二一五頁、みすず書房

（133）村上仁・満田久敏編（一九六三）『精神医学』医学書院

（134）Bräutigam, W.（1968）Reaktionen, Neurosen, Psychopathien. Ein Grundriss der kleinen Psychiatrie. Thieme.

（135）村上仁（一九五二）「精神療法についての考察―ジャネの見解の紹介と批判」『診療と實際』三巻七号、四一四‐四一八頁（村上仁『精神病理学論集2』二一八‐二三五頁、みすず書房）

（136）江口重幸（二〇一三）「Pierre Janet―その心理哲学の軌跡」『精神神経学雑誌』一一五巻十二号、一〇六六‐一〇七九頁

（137）今村新吉（一九四八）「喜劇と妄想」『精神病理學論稿』一‐三五頁、弘文堂（原典は『京都醫學雜誌』十五巻一号（一九一八）にて出版された。より詳述されたものは、精神医学神経学古典刊行会（一九七五）『今村新吉論文集』一‐一四頁、創造出版で読める）

（138）立津政順（一九六六）「分裂病の診断」『精神医学』八巻三号、二一一‐二一八頁

（139）加賀乙彦（二〇〇六）『悪魔のささやき』集英社

(140) 笠原嘉（一九九七）『新・精神科医のノート』みすず書房
(141) 佐藤裕史（二〇一三）「うしろめたさ 患者から学ぶ」『精神療法』三九巻三号、一五二‐一五四頁
(142) 笠原嘉（二〇一八）「『小』精神療法のすすめ」『精神療法』四四巻四号、五二五‐五二七頁、本書第1部に収録
(143) Jaspers, K.（1910）Eifersuchtswahn. Ein Beitrag zur Frage: "Entwicklung einer Persönlichkeit" oder "Prozeß"? Zeitschrift für die gesamte Neurologie und Psychiatrie, 1(1); 567-637.（藤森英之訳（一九六九）「嫉妬妄想『人格の発展』か『病的過程』かの問題への寄与」『精神医学研究1』一四一‐二三二頁、みすず書房）
(144) 原田憲一（二〇〇八）『精神症状の把握と理解』中山書店
(145) Jaspers, K.（1913）Allgemeine Psychopathologie. Eine Leitfaden für Studierende, Ärzte und Psychologen. Springer.（西丸四方訳（一九七一）『精神病理学原論』みすず書房）
(146) 中井久夫編（一九九五）『一九九五年一月・神戸―「阪神大震災」下の精神科医たち』みすず書房
(147) 中井久夫（二〇一〇）『日本の医者』日本評論社
(148) 村上仁（一九九四）「クラウス・コンラートの『分裂病のはじまり』読後感、および本書とP・ジャネ、H・エーの立場との対比について」『精神分裂病研究の進歩』第五巻第一号、一三一‐一三五頁
(149) 鳩谷龍（一九六一）「非定型精神病の臨床生化学的研究―いわゆる周期性精神病の内分泌学的研究」『精神医学』三巻一二号、一〇〇五‐一〇一六頁
(150) Conrad, K.（1958）Die beginnende Schizophrenie. Versuch einer Gestaltanalyse des Wahnsinns. Thieme.（山口直彦・安克昌・中井久夫訳（一九九四）『分裂病のはじまり―妄想のゲシュタルト分析の試み』岩崎学術出版社。最初の日本語版は、吉永五郎訳（一九七三）『精神分裂病―その発動過程 妄想のゲシュタルト分析試論』医学書院である）
(151) Minkowski, E.（1927）La schizophrénie: psychopathologie des schizoïdes et des schizophrènes. Payot.（村上仁訳（一九五四）『精神分裂病―分裂性性格者及び精神分裂病者の精神病理學』みすず書房）
(152) Minkowski, E.（1933）Le temps vécu, études phénoménologiques et psychopathologiques. Payot.（中江育生・清水

誠訳（一九七二）『生きられる時間―現象学的・精神病理学的研究1』みすず書房。中江育生・大橋博司・清水誠訳（一九七三）『生きられる時間―現象学的・精神病理学的研究2』みすず書房）

(153) 笠井清登編（二〇二〇）『講座 精神疾患の臨床2 統合失調症』中山書店

(154) 笠原嘉編（一九七八）『分裂病の精神病理5』東京大学出版会

(155) 西丸四方（一九九二）『西丸四方著作集Ⅲ 精神鑑定例集』丸の内ハイデ出版社

(156) 笠原嘉（二〇〇〇）『商船・もんてびでお丸の最後』中日新聞社出版開発局

# 第3部

# 附録　うつ病の小精神療法

# うつ病（病相期）の小精神療法

笠原　嘉

## Ⅰ

うつ病の精神療法を論じるにあたって意外に大切なのは「診断」の問題だと私は思う。薬物療法を考慮するだけでよいのなら、誤解をおそれずにいえば、（うつ病の）診断はそれほど重要でないだろう。少なくとも二義的でよい。たとえば、眼の前の患者が内因性うつ病か神経症性うつ病か、分裂病か、青年期独得の抑うつか、脳動脈硬化症を背景としたうつ状態かは今決めなくとも、さしあたって抗うつ剤を投与し様子をみていることですむ。しかし精神療法的側面からいえば、あまり悠長なことはいっていられない。少なくとも一度か二度の診察のうちには、病人を激励して社会生活から退却させないようにさせるべく援助すべきか、逆に早く休息の生活に入らせるべきかぐらいは、できるだけ早くきめる必要がある。百八十度ちがった治療指針だけに治療者が「先週はああ言ったが今週はこうしなさい」ということをあまり何度もくりかえしては、精神療法にならない。わが国の現今の医療態勢は精神科の場合予備面接を何度かやって後にやおら治療方針を決めるという仕組みを元来ゆるしていないから早くせざるを得ないということもあるが、それよりも何よりも、うつ病では自殺の危険があるから治療方針が早く決定される必要度は他の精神障害の場合よりはるかに高い。

しかし、こまったことにうつ病の診断は意外に今日むつかしくなっている。われわれの信奉してきたドイツ系の内因－反応図式がドイツ系の学者自体によって訂正されつつあることは周知のところであるし、また各国各文化圏で最近は仮面うつ病、軽症うつ病のおのおのについてうつ病像の軽症化ないしは心身症化がいわれるし、さらにはまた児童や青年に独得のうつ状態に関する論議も記述学派、力動学派をとわずさかんである。こういう諸要因が従来慣用の診断図式をゆさぶり、各国で現代にみあう新式の診断図式をもとめさせるようになったのは、いってみれば当然であろう。われわれもまた[1]日本における現状にもとづき、ささやかながら、そのような試みをしたことがある。

さて、私に与えられたテーマはうつ病の「病相期」の精神療法である。ところで病相期という以上、教科書風にいえば、もっぱら「内因」うつ病を考えるべきなのだが、先に述べたように今日内因－反応の二分論はかならずしも臨床に合致しない場合が少なくないので、ここでは、原因の如何をとわず「一定期間後に旧に復することがしかるべき根拠から推定されるうつ病状態」への精神療法という意味に解させていただこう。少しく補足すると、ここにいう「一定期間」とは数カ月前後であって、一週とか二週でもなければ、一年とか二年でもない。「しかるべき根拠」としては、①成人であって、②病前の社会適応が良好であること、③比較的あきらかな断裂をもってうつ状態がはじまっていること、④治療意欲のあること、さらにいえば、⑤既往にうつ病相を思わせる精神症状期ないしは身体症状期のあったことがはっきりすれば、なおよい。こういう意味での以下のごとき精神療法は笠原・木村の分類でいえば、第I型（性格反応型うつ病）、第II型（循環型うつ病）、第V型（悲哀反応）に適応されるべき精神療法ということになる。但し、第V型（悲哀反応）はふつう精神科医をおとずれることがないから、第I型、第II型に対する治療法、それもどちらかというと第I型にもっともよく見合った治療法ということになる。ちなみにわれわれのいう第I型とはメランコリー好発型性格を基盤とし、比較的明瞭な発病状況を経て生じるところの、主として単相のうつ病であり、このなかには内科などで仮面うつ病といわれる軽症の場合から、一過的に非定型精神病像をその経過中に一過させるものまでをふくむ。年齢は三十、四十、五十代が中心であるが、なかには十代のものも、また逆に八十代に初発した典型例もある。この第I型は今日の外来でいちばん多いタイプのうつ病であろうと私は思う。

この第I型の診断は慣れれば比較的簡単で、あやまることはない。しかし、そうはいっても中間的な症例はつねにありうるし、また内因うつ病と思っていたのが、どうも抗うつ剤の効果がよくないと思っていたら「実は……」、のっぴきならぬ心因があることが後になって告白されたり、逆に心因うつ病と思っていたら典型的経過をとる内因うつ病であることがやがて判明したりして、意外に診断の困難なこともある。そこで私は診断の不確かな場合には、むしろ迷わず以下に述べるような精神療法を first choice の方法と考えてやってよいと思う。（但し病相の発症後まもないケースでないと困る）。つまり、私どものいう第Ⅰ型、すなわち性格反応型うつ病に適応されるときもっとも妥当な方法であるが、それ以外のうつ状態の場合にも「さしあたって」用いられて決して害のない、安全な治療法だと思うのである。そのことは以下をみていただければわかるであろう。前置きはこれくらいにして本文に入りたい。

## Ⅱ

まず要点七つを述べよう。[2] 初診時少し時間がかかっても以下の点を入念にやっておけば、あとの面接は楽で、「三分診療」ですむ場合も少なくない。

（a）病気であったことを医師が確認すること。うつ病者はしばしば彼ら自身、自分の状態が「気のゆるみ」からきているのか「病気」のせいか判断しかねている。とくに性格反応型うつ病で軽症の場合その傾向が強い。その際多少とも存在する罪責感が（無意識的にはともかく意識のレベルでは）自分の抑制・無気力を怠惰のゆえとみなさせがちである。周囲の人々もまた、しばしば病人の「病気」をみとめたがらない傾向を共有している。それはある意味では無理からぬところである。症状面で、たとえば朝に悪く夕方によいという日内変動がいわゆる現実逃避者の行動パターンと相似であるといったことも、うつ病を「病気」と周囲にみとめさせぬためのよい口実を与える。しかし、より重要なことは、力動精神医学が強調するような、うつ病者の愁訴の裏に秘められた攻撃が家人たちにやがては反発心を惹き起こさせ、家人たちはその反撃として病人の病気を否認することをはじめることであろう。そしてこの否認が、うつ病者の愁訴、依存に、しからずんば逃避、自殺傾向に輪をかけるという悪循環を生む。

したがって病気であることを医師が「宣言」し、患者ならびに家人に、そしてさらにできれば関係者の一人でも多くにそのことを説明することの意味は、非常に大きく、入念にやってやりすぎることはない。「病気」であって「なまけ」でないと医師にみとめられることに、たいていの場合、患者本人は抵抗を示さない。しかしなかにはそう認めたがらない患者もいるし、とくに家人は「病気」を認めるのに多少とも抵抗を示す。それにたいしては、平素の患者の社会的活動力・機能力と現在のあまりにも低いそれとのあいだの落差に注目を促がすことがもっとも説得的であろう。

なかには、「病気」即「躁うつ病」、「精神病」と解するがゆえの抵抗もみられる。これに対してはI型的うつ病が「精神病」でなく、むしろ一種の「心身症」あるいは「疲憊反応」(exhaustive reaction) である可能性について述べなければなるまい。

またなかには、「不眠さえよくなればよい、不眠があるから朝の気分が悪いのだから」と主張する患者ならびに家族もいる。これも単なる無知というよりは、精神科受診者のやむをえぬ合理化という面があるから、むげに否定しないほうがよいが、ただ「このまま放っておくと憂うつ症になっていく不眠症だから」単なる睡眠剤だけではならぬということについては、十二分に説明しておかぬと、睡眠の良否のみをもって治療効果をかってに判定し、治療を中断する一因となる。

（b）できるだけ速く、かつできるかぎりの休息生活に入らせること。

服薬に加えて「休息」なしにはうつ病の治癒のないことを、本人ならびに家人に説明する。できれば、主治医みずからの手で「診断書」を発行してはっきりと休暇をとることの正当性を内外に示したほうがよい。なぜなら、メランコリー好発型性格は元来「休息する」という生活パターンをとることを苦手とするし、それに加えて現在の「うつ病」が決断能力を彼から決定的に奪っているがゆえに、「あなたのよいようにせよ」と言っておくと結局そのままズルズルいってしまう危険があるから。一般的にいって非指示的な科白はうつ病初診時には禁句である。また、しばしばこちらの心持の中に、「精神科の診断書では休みにくかろうから、内科あたりで別の診断書をもらってはどうか」という老婆心が生じることがあるが、そして私自身も何度かその試みをしてみたが、結局失敗におわった。思うに精神療法家としてこれが一番の責任転嫁にほかならないこと、患者の決断にゆだねる部分を増やしてしまうこと、たとい内科医が診断書をこちらの意を汲んで書いてくれても、その際内科医が与えるであろう指針と、私の指針とのあいだに当然入る齟齬が患者を混乱させること、それらが原因と思われる。したがって今日私は「うつ病」とか「抑うつ状態」という診断書に抵抗の予想される場合、「自律神経失調症」なり「不眠症」なりの診断書を「自分で」発行することにしている。

「疲労し能率が下がれば、それだけ平素より頑張ることによって穴うめし、そのために一層疲労し能率を下げる」という悪循環を断つためのこの「休息」は、とくにそのうつ状態が性格反応型の場合、もし実行されれば治療は半ば以上成功したといって過言でないだろう。

ただ、休息の命令に対していくつかの点で、患者から反論のよせられることがある。よくあるのは、家庭にいると反ってイライラし、会社へ出ているほうがまだよいという人。この場合よくあるのは軽症者が焦燥感を苦にしている場合である。病人がそういう場合でも休息させたほうがあきらかに効果はよいと私は思う。ただ、休息の場所が社宅であるというような、ともすればわれわれ医師の無視しがちな条件が彼らに家庭休息を忌避させていることもあるので注意を要する。社宅でなく自宅であっても、しばしば見舞客がその善意のゆえに患者や家族を悩ませる。よく患者がいうように「足が折れて歩けないのなら」人にわかってもらえてよいが、どこといって外からみて欠陥のない軽症うつ病者は見舞客を恐れなければならない。こういう場合のめぐまれた解決法は郷里へ帰ることか縁戚をたよるかであろうが、核家族化の進行した今日、まれにしかそういう条件をもつ人はない。郷里へ帰る場合にも、原則として二週に一度は診察を受けにくるように指示するか、専門医を紹介し診察を受けるようにしておくことが必要である。このとき、抗うつ剤投与のみで放置することは、うつ病すなわち脳病と単純視するあやまりと私は思う。

しかし、休息をとらせることへの最大の抵抗は、世の中には休暇のとりにくい人たちがいるという事情にあろう。主婦、小企業主、開業医などがその最たるものであろうか。とくに平均的主婦は平生どおり自宅にとどまるかぎり休息を得にくい。ちょうどサラリーマンに出勤しながら休息せよという矛盾を強いるのと同じことであろう。案外、主婦のうつ病の経過が芳しくないことの一因はこういうところにもあろうかと思う。これらの職種の人にはしたがって能う限り要求決準を下げた生活をするよう要望することをもって、休息命令にかえるしかない。しかし、休息ということの困難な人々だけに、彼らにとってこそ休息はたいそう有効な処方箋になる。

（c）予想できる治癒の時点をはっきりと述べること。

うつ病者の心理には「未来」がない。「朝起きるとまた今日一日をすごさねばならぬのか」と彼らは思う。堂々めぐりの毎日である。だから、彼らに一筋の希望を与えるためには単に「治癒可能だ」というだけでは十分でない。「いつまでになおる」とはっきり時点を示したほうがよい。そうでないと彼らはしばしば途中で来院しなくなったり、時には自殺をはかったりする。今のところ定型的うつ病の治療期間は三カ月から六カ月とされているから（最近若干これが延長しつつあるように思えるが）、その下限をとって三カ月と私は明言することにしている。たとえこちらに若干自信がなくとも、そう断言したほうがよい。なぜなら二、三カ月間さえ「死への傾斜」に耐えてくれれば、多少とも病状は好転し、将来への一連の希望をもてるようになることが多いからである。医師のほうが自己に忠実のあまり、「いつなおるかわからぬ」と言いつづけることは精神療法的でない。

なお三カ月という指摘には逆の意味も含められている。つまり三カ月未然になおるということはありえないということ、三カ月は覚悟せよということである。もし仮りに一カ月で完全に旧に復したと自他ともにみとめる場合でも、最低三カ月くらいは要警戒期間とするべきことをいっているのである。あまりにも早すぎる治癒はあまりにも遅すぎる治癒と同様定型的経過からはずれるという意味で、私には若干心配なケースになる。

（d）少なくとも治療中、自殺を絶対にしないことを誓約させること。

決定的に自殺を防ぐ方法はない。苦肉の策だが、先に述べた治癒予想時点を明示するかたわら、病人に少なくとも治癒とわれわれが判断する時点までは自殺を企図しないことを誓約させるしかない。逆にいえば、少し妙ないい方だが、治癒後、すなわち平素の社会的活動力・機動力を回復した後において自殺するかしないかは、本人の自己決定であって、われわれが関知するところでないが、それまでは医師にたいし誓約してくれないことには、治療を開始できないと告げてもよい。典型的うつ病は案外自殺しないことを私の経験は示している。だから、この程度の約束でもかなり効果があるはずである。注意するとすれば、面接ごとにうるさがられるくらいにくりかえすこと、それから家人にも同様にたびたび告げておくことであろうか。なお第Ⅰ型（性格反応型）うつ病以外の場合、この種の〝ムンテラ〟で自殺を予防することはむつかしい。ここでも診断という問題が大きいことがわかろう。

（e）治療終了まで人生にかかわる大問題についてはその決定をすべて延期させること。

自殺はしなかったが、会社をやめたとか、婚約をとりけしたとかいったことが起ることを防ぐための生活指導である。「自信がない」、「自分がいないほうがよい」、あるいは「捨てられるまえに身を引こう」という心境は、しばしば秘められた敵意のゆえに、周囲の人間の賛同を引きだして、人生にかかわる大問題をうつ病相中に簡単に決定させてしまう。快癒後、あるいは快癒が近くなったとき、病中にとったこの行動のゆえに第二次的反応とでもいうべき抑うつが重畳して、治るべき「うつ病」を遷延させることもありうる。

また、まれではあるが、将来への不安、遺棄（abandonment）不安のために、物質執着的な面が前景に出て、財産問題などでトラブルをもつという、先とは正反対の方向の出来事がうつ病相中にはじまることもある。これもまた遷延化の大きな要因の一つだろう。

一言でいえば、先に述べたことのくりかえしになるが、うつ病性の心的水準低下が二次的に、本来なら水面下に沈んでいた岩礁の一、二を、容易ならざる葛藤として自覚させる。その場合、それら葛藤が二次的産物であって、心的水準の上昇がふたたびそれらを水面下にかくし、あるいはそれら葛藤へのトレランスを増すはずであることを、治療者が知っている必要がある。そのようなケースは枚挙にいとまがない。これを心的葛藤が一次的原因的役割を果たすうつ状態と混同することは、医師にとっても病人にとってもたがいに利益でない。蛇足的にいえば、いわゆる「神経症性うつ病」、「心因うつ病」、「反応うつ病」、「うつ性精神病質」の間の診断の方は急ぐことはない。

（f）治療中病状に一進一退のあることをくりかえし指摘すること。

治療をほぼ終了しうると思われる時点においてさえ、finale Schwankung, Kipprezidiv がある。このことについてあらかじめ予告し、覚悟をうながしておくことは、病人にとっても家人にとっても医師にとっても有益である。治癒へ向かうかの曙光の見え出した時点での悪化が病人に与える心理的影響の深刻さは想像以上である。自殺企図がこの時期に多発することは昔から指摘されているとおりである。ふつうこの悪化の持続は短く、一週からせいぜい三週ですむ。私はうつ病からのこのジグザグの治癒過程を冬から春への「三寒四温」として説明することにしている。三寒の介在は避けがたい。一喜一憂しないでほしい、というわけである。なお、この一進一退の注意が実際に必要なのは病相後半だが、その期に及んで言うのでなく早くから言っておく。病人はそのことをよく覚えているものである。

（g）服薬の重要性ならびに服薬によって生じうる自律神経性の随伴症状をあらかじめ指摘しておく。数カ月の治療の間には病人に服薬の効果についての疑問を感じさせる機会が何回かはかならずある。たとえば親切な友人が薬物の害を説いたり、精神修養の要を説いたりする。そのときちょうど口渇や排尿困難という随伴症状が出現しておれば、薬物への不信感を増大するに十分である。先に述べたKipprezidivなども、薬物を服用していても生じるという点で、薬物中止の契機となりやすい。また医師が精神療法あるいはうつ病の心因性のほうに関心をより大きくもつがゆえに、病人の服薬の定期性について意識的無意識的に誤った寛容さをもつということもありえよう。

## Ⅲ

以上はうつ病の病相期に、それも発症（ないし再発）後そんなに時間を経ていないうつ状態に対して、まずさしあたり行なわれてよい精神療法の具体的項目である。ところで、精神医学ないしは臨床心理学の知る多様な精神療法の中にあって、これはどのような特色をもつ精神療法といえるであろうか。大まかにその特色をとらえておきたい。

①つねに支持的・生活指導的・指示的精神療法であって、介入的・深層分析的・非指示的精神療法でない。

②新しい「彼」の実現をめざす「促し」の精神療法ではなくて、従来の彼を回復させるための「待ち」の療法である。

③家人への働きかけと理解によって病人の負担軽減をはかることにかなりのウエイトをおいているという意味合いにおいて、一種の家族療法である。

④治療者と被治療者のいわゆる「相性」が問題になりやすい精神療法の中にあって、これは万人に可能な精神療法の定式化を模索する線上に出てきたもので、したがって誰もが誰にでもできる小精神療法、簡易精神療法という特性を強くもつ。

⑤薬物の使用を当然の前提としているから一種の薬物精神療法[3]である。

以上五点がその特色と思われる。

それではうつ病ないしはうつ状態にたいしてこのような精神療法を妥当と考える以上、そこには一定のうつ病観が存在しているはずである。以上の実践を支えるうつ病観としてとくにあげるとしたら、次の二つか。

①うつ状態には、それが内因的であれ心因的であれ、回復に必要な生物心理学的エネルギー貯留という一種の生物学的合目的性が多少とも存し、したがって将来いかに強力な薬物の出現をみるとしても、一定期間を回復までに要することには変わりがない。この見方は内因性うつ病のみならずキールホルツ流の心因性の疲憊うつ病にもあてはまるし、葛藤反応型うつ病とわれわれの呼ぶ非内因性のうつ病においても、成因の一部分をなすという意味で限定的にだが、あてはまる。一定期間の「休息」を重んじる「待ち」の療法となるゆえんである。

②ほとんどのうつ病者はその文化背景、家庭、生活信条、性格すべての面において、容易にゆらぐことのない伝統墨守性、保守性、画一性を共有している。それは精神療法的介入によってもっともうちやぶりにくい性質と言っても過言でないだろう。そうでなかったら、うつ病（あるいは躁うつ病）という形の病理をその集団の一員に発生させなかったと考えてよいかもしれない。したがってうつ病者にたいして本来われわれのなしうることは「原状回復」であり、かつて彼のもった価値の世界への「合体」である。あまり無理な「自己実現」を期待することは、病人にとってもそして医療者にとっても不幸であろう。

## Ⅳ

以上には一種の定式化、簡易化をねらった面が大きいので、現実にはどうしても種々の過不足が生じる。その点について補足を述べているときりがないが、ここでは次の二点のみをもって補足として、おわりにしたい。

一つは、あくまで以上の七項目は、発症（ないし再発）後それほど時間のたっていないうつ病者を念頭においているので、すでに長い経過をもつ慢性うつ状態、遷延うつ状態にたいしては別の戦略がいるということ。つまり、もし以上によって治癒に向かわないときは、一定期間後には「休息」よりも社会適応の「訓練」にはいる要がある。ただし、私はその「訓練」はできるだけ本業とかけはなれた副業的性格の仕事ないし趣味を通じてなされるのがよいと思う。また「転地」療法も考えられてよいと思う。「転地」は人間学的にも精神生理学的にも考察に値する事象である。

第二は、青少年のうつ状態への治療法としては、以上の七項目だけでは例外的にしか奏効しないだろうということ、逆に言えば青少年のうつ状態については別種の治療的文法を作成する要があるということ、とくにわれわれ[4・5]が退却うつ病 withdrawal depression と呼び、広瀬[6]が「逃避型抑うつ」と呼ぶところの、けっしてみずからは他者に助力を求めないうつ状態については、まだ全くといってよいほど精神療法的介入の仕方がわからないということ。このようなアパシー型うつ病が、今後もっと増えてくるとすれば、そして私にはそう思えるのだが、われわれも対応を急がなければならないと思う。

## 文献

（1）笠原嘉・木村敏（一九七五）「うつ状態の臨床的分類に関する研究」『精神神経学雑誌』七七巻一〇号、七一五－七三五頁
（2）笠原嘉（一九七〇）「内科・婦人科を初診することの多い『軽症うつ病』者について」『臨牀と研究』四七巻一号、一五二－一五六頁
（3）笠原嘉（一九七四）「精神療法と薬物」『精神神経学雑誌』七六巻一〇号、六七五－六七八頁
（4）笠原嘉・大井正己（一九七七）「ティーンエイジャーのうつ病」宮本忠雄編『躁うつ病の精神病理2』弘文堂、一二九－一五二頁
（5）笠原嘉（一九七八）「退却神経症 withdrawal neurosis という新カテゴリーの提唱―スチューデント・アパシー第二報」中井久夫・山中康裕編『思春期の精神病理と治療』岩崎学術出版社、二八七－三一九頁
（6）広瀬徹也（一九七七）「『逃避型抑うつ』について」宮本忠雄編『躁うつ病の精神病理2』弘文堂、六一－八六頁

# 「うつ病の人を励ましてはいけない」の起源を探せ

大前　晋

学生のころに教わった「うつ病の人を励ましてはいけない」の箴言が、ずっと喉の奥に刺さっていた。初期研修を終えて精神科病院に勤務していたころである。ある先輩が、死にたいと訴えるうつ病患者を担当していた。入院カルテの最初のページには、看護師への指示として「励まし厳禁！」と赤の太字で書かれていた。その下の「カルバマゼピンで発疹歴あり」よりも目立っていた。

その先輩の不在日にカンファレンスが催された。司会のチーフ看護師から「これはどういう意味ですか？」と聞かれて答えに窮した。その患者さんは貧困妄想を伴う焦燥・激越が主症状だったので、励まして何とかなると思う方がどうにかしている。また、励ますといってもencourageからcheer upまでさまざまなニュアンスがある。そのあたりを具体的に指示するよう促された。しかし筆者は「それは精神科臨床の常識だから」としか答えられなかった。司会は目を伏せてつぎの話題に移った。筆者を立ててくれたのかもしれない。しかしその直後から、看護師さんたちの私語は明らかに増えた。しかも半笑いである。

なめられている。筆者の自己愛はいたく傷ついた。

自己愛を傷つけた罪は、早急に償われなければならない。翌日先輩に聞いてみた。答えはやはり「それは精神科臨床の常識だよ」だった。「それじゃ私がカンファレンスで言ったのと同じです。ぜひその理由と具体例を」と食い下がったところ、しばしの沈黙ののち「それは君も経験を積めばわかるよ」とすこし苛立ちを示された。ちなみにその先輩は、統合失調症患者のカルテに毎回「今日はプレコックスゲフュール（+/-）」、増悪時は「プレコックスゲフュール（＋＋）！」と記載していた。何かおかしいな、と思ったが、聞くのは控えた。これも経験を積めばわかるときが来るのだろう。先輩は気さくで、患者さんに慕われる好人物だった。筆者も何かと親しくしていただいた。看護師さん方との飲み会にもよく誘っていただいた。キャンプとヨットのお誘いは遠慮申し上げた。

そのころ、日本にもセロトニン再取り込み阻害薬のビッグウェイブがやってきた。あわせて旧来の軽症うつ病、いわゆる笠原・木村分類のＩ型の概念は、ＤＳＭ－Ⅳの大うつ病性障害にとってかわられていった。境界性パーソナリティ障害と思しき患者さんの対人操作であらわれる不機嫌状態もうつ病だし、職場の人間関係に悩む患者さんもうつ病である。さすがに「あなたもセロトニンのせいばっかりにせず、もうちょっと自助努力したらどないやねんな」と励ましてしまいそうになるときもあった。並行して「新型うつ病」がうたわれたり、激励禁忌伝説の終焉が語られたりした。いつの間にか、うつ病は新しくなって、励ましてよいときもあると認められたようだった。しかし何か釈然としない。喉の奥の小骨はさらに深くに食い込んだ。

大学の医局には、大先輩の飯田眞先生を筆頭に、うつ病臨床の権威がかずかずいらっしゃった。片っ端から聞いてみるしかない。「そもそも『励ましてはいけない』の言い出しっぺは誰なのですか？」。だいたいみなさんの答えは「おそらく笠原嘉先生でしょう」だった。笠原先生の広く知られる「うつ病の急性期治療七原則」（一九七八）は、飯田先生が依頼して書かれたものである。しかしそこに「励ましてはいけない」の箴言は見いだせなかった。

飯田先生が中井久夫先生と訳された、ヴァルター・シュルテの「うつ病の精神療法」（一九六二）に次のように書かれていた。「患者を励ましたり ermuntern、説教したり、無理な努力を強いるという間違ったやり方」。シュルテはうつ病体験の中核として悲哀不能 Nichttraurigseinkönnen を挙げる。うつ病の人は喜びも悲しみもできない。外からの働きかけに反応できないのだから、励まして何かやってもらおうというのは的外れである。これで「励ましてはいけない」の箴言と、うつ病の精神病理の本質理解がつながった。喉の奥の小骨はとれた。飯田先生にお伝えしたところ、満更でもないようだった。しかし、この件は覚えていらっしゃらないようだった。

小骨が取れても傷痕は残る。シュルテの論文集『精神療法研究』はまごうかたなき名著で、一九六九年に医学書院から初版、一九九四年に岩崎学術出版社から改訳版が刊行されている。しかし、精神医学領域であまねく読まれているわけではなさそうだ。医師国家試験対策の参考書に掲載されるまでには飛躍がある。飯田先生や中井先生がひろく啓発なさったという痕跡もない。傷痕からじわじわと血が滲みだす。

あわせて「うつ病」のほうも気になってきた。問題は二点ある。第一は、英語の depression と日本語のうつ病は、実のところまったく等価交換可能でない。医学領域に限っても、depression は日本語でいう抑うつ神経症の方が近いようだ。この事実を強調するために、日本語のうつ病をニッポンのうつ病と表記するようにした。

松浪克文先生が訳された『現代精神医学への招待』によれば、著者ドナルド・クラインはニッポンのうつ病の等価概念を理解している。その彼はエンドゲノモルフィック・デプレッション endogenomorphic depression と表現している。またクラインが参考にしたのは、英国の誇り高き一般かかりつけ医ワッツによる軽症内因性うつ病 mild endogenous depression である。英語圏でニッポンのうつ病を表現するためには、造語や回りくどい表現が必要なようだ。

これらの探索中に、一八八六年デンマークの神経医ランゲの周期性抑うつ状態 periodiske depressions-tilstande を知った。症状経過の記載はニッポンのうつ病そのままである。この周辺にはカールバウムの気分変調症 Dysthymie、ヘッカーの循環症 Cyclothymie がある。これらは現代の気分変調症 dysthymia や気分循環症 cyclothylmia とは違い、まごうかたなきニッポンのうつ病の等価概念である。しかし、これらの概念は提唱者がリタイアすると語られなくなる。次の世代に継承されない。

問題の第二は、日本で「うつ病」という表記が用いられはじめた時期である。意外に古くない。歴史上、躁鬱病、退行期鬱病、激越型鬱病という記述は二十世紀初頭からあるが、形容句なしで平仮名の「うつ病」はなかなか登場しない。どうやらその「うつ病」は平澤による一九五九年の総説が源流らしい（同時期には他の著者も「うつ病」の表記は用いはじめている）。のちの笠原・木村分類（一九七五）は、平澤の名著『軽症うつ病の臨床と予後』(一九六六)の直系である。しかも一九五九年はイミプラミンが日本で発売された年である。ニッポンのうつ病はイミプラミンと組み合わされて啓蒙され、定着したと考えれば辻褄が合う。うつ病に抗うつ薬が効くというより、抗うつ薬が効くのがうつ病というふうに広まったらしい。

あとは漢字の鬱病・欝病である。一九五六年の村上仁、諏訪望より上流にはなかなか遡行できなかった。しかし譲り受けた『内村裕之 その人と業績』(一九八二)に内村祐之「欝病の診断と治療」(一九四六)の文献情報があった。その論文には戦争体験後遺症としてのうつ病が記載されている。すぐあとに西ドイツではヴァイトブレヒトが同様の戦争体験後遺症としての endothyme Dysthymie (1947)、のちの内因反応性気分変調 endo-reaktive Dysthymie (1952) を報告している。平澤は一九五〇年代後半にヴァイトブレヒトのもとに留学していた。したがってこれは、平澤の軽症うつ病の源流といえる。すなわちうつ病は躁うつ病から分割されたわけではなく、戦争体験後遺症に端を発し、抗うつ薬の普及とともに定着したのである。ともあれ、うつ病概念のプライオリティのひとつが日本の内村にある事実は覚えておきたい。

さて、ヴァイトブレヒトの内因反応性気分変調に相当する病態は、すぐあとにスイスでキールホルツが消耗性抑うつとして報告している。これ以後、うつ病の典型は敗戦後の傷跡に悩まされる人たちから、疲弊・消耗した企業人なかでも頭脳労働者たちに委ねられるようになった。

キールホルツのうつ病臨床は、イミプラミン販売促進のための冊子を通じてヨーロッパでも北米でも広く宣伝された。その冊子(一九五九)には「親類などからの善意に満ちた助言、例えば『気を取り直して勇気を奮い起こせ』『この難関を切り抜けて人生の道を切り開け』などは、患者を絶望に追いやり、不安で途方に暮れさせて自殺のリスクを上げてしまう。忘れてはいけない」とある。「励ましてはいけない」はシュルテ以前から論じられていたのである。日本語では新福尚武先生の「善意からでも叱咤激励するのはいけません」（一九八二）が最初らしい。新福先生は、アミトリプチリン販売促進のための小冊子（一九六九）を書かれていた。「励ましてはいけない」は、抗うつ薬と相性がいいのかも知れない。

だいぶあとになって、笠原嘉先生の謦咳に接する機会が持てた。笠原先生は、この受験参考書を思わせるステレオタイプな標語に戸惑いを示された。頂戴した葉書には、「先生方はなぜ『激励禁忌』にこだわられるのですか。私は（なかなか名答がないので困るのですが）『心理的休息』を得る術をもう少しわれわれが上手になれば、と思います。さらに休息させればたくまずして激励していることになる」と融通無碍な姿勢が綴られていた。標語がひとり歩きする怖さを知らされた。そうか。「励ましてはいけない」の発端は断じて笠原先生ではない。

灯台下暗し、答えは大熊輝雄先生の名高い『現代臨床精神医学』にあった。そこには「『しっかりしなさい、元気を出せ』などと患者を激励することは、患者の自責感、絶望感を強めるので禁物である」とあった。しかもこの箴言は、笠原先生の七原則と並列して書かれている。諸先生方が発端を笠原先生と思い込んだのは、これが理由だったらしい。ちなみにこの記載は一九八〇年の初版になく一九八三年の改訂第二版からである。あわせて諏訪望先生の『最新精神医学』にも一九八四年の新改訂第三十一版から「しかし単なる元気づけは避けなければならない。それはかえって患者を追いつめ、その苦悩を増強することになるからである」の記述が加えられた。当時の日本精神医学界の二大教科書に掲載されたこの時期こそが、「うつ病の人を励ましてはいけない」がオーソライズされたポイントと判断してよさそうである。

この顛末をまとめて投稿し、『精神神経学雑誌』一二四巻二号九一－一〇八頁に掲載していただいた。しかしその頃には「うつ病の人を励ましてはいけない」の箴言自体が忘れられてしまっていた。実際に、最新のうつ病治療ガイドラインにも取り上げられていない。二十五年越しの喉の奥の小骨はとれ、傷痕も止血して瘢痕化したが、自己愛の傷つきの経験は忘れない。励まし厳禁！・プレコックスゲフュール（＋＋）！の先輩は『精神神経学雑誌』に掲載された論文を読んでくれただろうか。再会して旧交をあたためたいとは思わないが、懐かしく思い出す。

（追記1）このエッセイの文脈とは交差しないため割愛したが、厳密にいえば「うつ病の人を励ましてはいけない」の初出は、一九二三年の英国にある。一般かかりつけ医であるロスが、「神経衰弱の人は、その人ができると思っている以上を成しとげるよう促され、励まされるべき should be encouraged である」「その一方で、精神病（訳註：軽症うつ病）の人に対して、その人ができると感じている以上の要求は有害である」と述べている。ただしこの文言がドイツや日本で参照された痕跡は当時もいまもない。

（追記2）このエッセイの印刷後、キールホルツ、シュルテ以前の、ドイツ語史上初の「励ましてはいけない」を発見してしまった。その主はなんというか、さすがというか、シュナイダーである。一九三二年、媒体はシュルテと同じドイツ医学週刊誌、そこには「循環病性抑うつ（訳注：軽症うつ病）患者を無理に励まして ermuntern 気力をつけようとするのは本末転倒である」、「激励 Anfeuerung してしまうと、患者をますます絶望と自己非難へ追い込むのみで、かえって自殺に駆り立ててしまう」と記されている。これは西丸四方訳『臨床精神病理学序説』（一九七七、みすず書房）、さかのぼってその原版『精神醫學──（一般醫家のために）』（一九四三、科學書院）で読める。

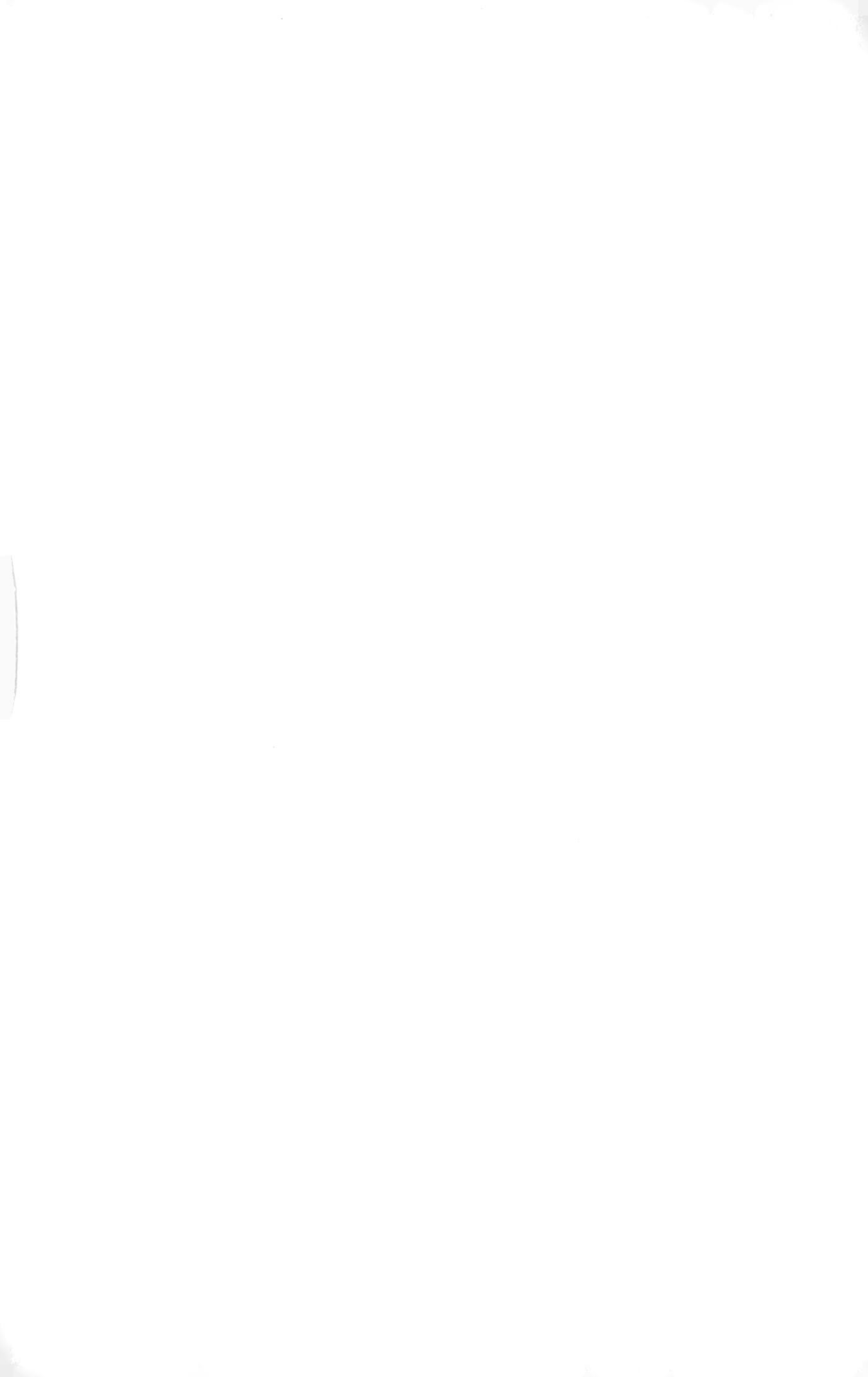

# 解題（すこし長いあとがき）

大前　晋

本書の第2部は、日本精神病理学会第四十六回学術大会における笠原嘉先生の特別講演「病後の生活史」収録のための事前打ち合わせと、上映された動画の文字起こしから構成されています。大会は二〇二三年十月十九日（木）から二十一日（土）にわたって針間博彦会長、古茶大樹副会長のもと、東京、一ツ橋の学術総合センターで催されました。

筆者が特別講演の座長に立候補しました。これまで何度かのご講演を除けば、書物を通じて知るのみだった笠原先生の業績の数々について直接お伺いしたいことはあまりに多く、与えられた一時間では到底おさまりそうにありません。そこで先生に、通常の「座長と演者」でなく相互対話形式での収録と、事前の打ち合わせを提案しました。いずれも快くお引き受けいただき、まずは二〇二三年五月二十九日（月）と三十日（火）の午後、京都ホテルオークラに滞在中の笠原先生にお話を伺いました。事前に先生の業績を継時的な視点から振り返ったところ、何と最初の論文から、すでに「病後の生活史」への萌芽がくっきりと窺えます。したがって打ち合わせは笠原先生の臨床史・研究史の網羅的なインタビューとなり、収録時間は初日三時間十七分、二日目二時間十分に及びました。笠原先生は歩行や姿勢変換は緩徐だったものの記憶は確かで理論展開も明晰であり、初日打ち合わせ後の夕食では馴染みの鉄板焼き店で、日本酒を傾けつつミディアムレアの神戸牛を堪能する健啖家ぶりは、筆者の期待を大きく上回りました。

あわせて五時間二十七分の文字起こしを笠原先生にお送りしたのち、筆者は収録プランを練りました。しかし、割愛するには忍びない箇所があまりに多く、とても一時間分には圧縮できません。そうこうしているうちに、笠原先生より具体的な講演プランが送られてきました。そこには打ち合わせの内容が簡潔にまとめられていました。このまま発表原稿として出版可能な完成度です。

動画収録は二〇二三年九月九日（土）、名古屋マリオットアソシアホテルで行われました。立派なプランが準備されていたので、あとは時間管理だけをすればよいかと楽観していたのですが、そんな出来レースは許されるわけがありません。笠原先生はプリントアウトされたプランにまったく目をやらず、想定される聴衆に配慮したサービス満点かつマイペースで天衣無縫なトークを繰り広げられました。筆者はついていくのに必死で、時間管理もかなわず、結果として収録は休憩を除いて二時間四分に及びました。

再度の文字起こしをにらみつつ、苦慮のうえ五十八分に圧縮して編集指示を発注し、完成動画は二〇二三年十月二十一日（土）午後に無事上映されました。収録当日に用意された講演プランはわずかな手直しと文献リストを加えた上で、学会誌『臨床精神病理』四十五巻一号二三一–二八頁に掲載されています。

結果、打ち合わせの録音と収録の動画あわせて七時間三十一分の文字起こしが手許に残りました。せっかくなので同僚など関係者何人かに目を通してもらったところ、評判は上々です。また、笠原先生からも何らかのかたちでの公開を勧められました。そこでいくつかの出版社に文字起こしをお送りし、目を通していただきました。そのなかで金剛出版から前向きなお返事を頂戴したため、出版に向けて構成を整えました。文字起こしから反復などの冗長な部分を編集し、個人情報にまつわる箇所を削除し、会話の前後関係も整えました。

編集の際に何度もじんわりと胸に沁み込んだ件は、笠原先生の師、村上先生に対するささやかながらも深い敬愛の念です。一般的にはうつ病の権威として知られる笠原先生の臨床研究のはじまりは、精神分裂病の精神療法でした。それは当時無謀な試みと思われていましたが、笠原先生の入局後まもなくして教授に就任された村上先生がわれわれに紹介した欧州の精神医学的人間学は、「分裂病者と医師との会話を豊かにする契機になった」と笠原先生は振り返ります。村上先生もまた笠原先生の診療姿勢と研究を励まされました。本書第2部で語られる二人の微妙な距離をたもった師弟関係は、二〇〇〇年十一月に村上先生がお亡くなりになるまで続きました。

第2部の対話を補完するべく、第1部として本書の主題である「小精神療法」と「病後の生活史」に関する笠原先生の紹介とまとめを、第3部として笠原先生のもっとも知られた古典的業績である「うつ病（病相期）の小精神療法」を、そしてそれぞれに対応する大前の論文を収録しています。笠原先生の諸作品が金剛出版の『精神療法』（かつては『季刊精神療法』）誌に掲載されていたのも、何かの縁だったのかもしれません。また、これらはこれまでの笠原先生の著作集には未収録です。各収録論文の初出は次の通りです。

笠原嘉（二〇一八）「『小』精神療法のすすめ」『精神療法』四四巻四号、五二五－五二七頁

笠原嘉（二〇二三）「『病後の生活史』―クリニックの診察室から」『心と社会』一九一号、一－二頁

大前晋（二〇二二）「小精神療法（笠原）における対話―『苦悩する者への愛ないしは畏敬』から『病後の生活史』へ」『精神科治療学』三七巻一〇号、一〇五五－一〇六二頁

笠原嘉（一九七八）「うつ病（病相期）の小精神療法」『季刊精神療法』四巻二号、一一八－一二四頁

大前晋（二〇二二）「『うつ病の人を励ましてはいけない』の起源を探せ」『精神医学史研究』二六巻一号、三－五頁

転載を許可していただいた日本精神衛生会、星和書店、日本精神医学史学会に感謝申し上げます。さらに、根幹をなす第2部は、本来精神病理学会第四十六回学術大会の企画だったため、旅費や文字起こしなどの諸費用を大会本部に負担していただきました。にもかかわらず、転載を快く許可してくださった針間博彦会長に感謝申し上げます。

第2部の対話で適宜参照した笠原先生の自伝は、

笠原嘉（二〇一二）『精神科と私―二十世紀から二十一世紀の六十年を医師として生きて』中山書店

です。本書はこれと相互補完的な関係にあります。あわせて読めば、さらに笠原先生の思考過程に親しみがわき、理解も深まるでしょう。

これを機会にもっと笠原先生の諸論文を浴びたいという方のために、みすず書房から「笠原嘉臨床論集」

として著作集全五冊が出ています。
笠原嘉（二〇〇九、新装版二〇一五）『うつ病臨床のエッセンス』みすず書房
笠原嘉（二〇一一）『外来精神医学という方法』みすず書房
笠原嘉（二〇一一）『再び「青年期」について』みすず書房
笠原嘉（二〇一一）『境界例研究の50年』みすず書房
笠原嘉（二〇一三）『「全体の科学」のために』みすず書房

筆者は以前、専門書における推薦図書として『うつ病臨床のエッセンス』を挙げ、次のように紹介しました。「日本のうつ病臨床の実践は、この本を熟読してからはじめる。おかげで治療がうまくいったら、気をよくしてこの本を復習する。困ったときも、まずこの本を参照する。求め、期待する答えがすぐに与えられなくても、笠原先生は『そら、困りましたなあ』と微笑みつつ受容してくれる。そういった寛容さを分け与えてくれる本である」（大前晋（二〇二〇）「内因性うつ病概念は何のために」（神庭重信編『講座 精神医学の臨床1　気分症群』中山書店、五五－六九頁）。

精神科を選択した後期研修医だけでなく、これから精神科をローテーションする初期研修医、医学部の実習生にとって必須なのが、
笠原嘉（二〇〇七）『精神科における予診・初診・初期治療』星和書店
です。ただし、初版から四十年を経過した今の臨床でもこの本が通用するという事実に対して、先生自身はいくぶん複雑な感情をお持ちのようです。

より手軽に精神科の主要な病気について知りたいという方は、うつ病については、
笠原嘉（一九九六）『軽症うつ病―「ゆううつ」の精神病理』講談社
統合失調症については、
笠原嘉（一九九八）『精神病』岩波書店
があります。いずれも新書であり、手頃な価格で入手できます。患者さんご自身やご家族にもおすすめできる本です。

さいごに肩の凝らない読み物として、
笠原嘉（一九七六）『精神科医のノート』みすず書房
笠原嘉（一九九七）『新・精神科医のノート』みすず書房
を挙げます。これらはみすず書房の小冊子「月刊みすず」に連載されたエッセイをまとめたものです。当時の世相や精神科医のものの考え方、そして笠原先生の熱さと鋭さそして寛容さ、ときに辛辣さなどのお人柄に触れられます。

筆者は昨二〇二三年、精神病理学会ののち、十一月十一日（土）と十二日（日）に、東京、西新宿の東京医科大学病院臨床講堂で日本精神医学史学会第二十六回学術大会を主催しました。その際プログラムと参加景品のクリアファイルに、「日本の精神医学史を彩った17人」の「消しゴムはんこ」肖像のデザイン・レイアウトを採用し、好評をいただきました。そこで本書でも同様に、第2部の対話に登場する諸先生方

の消しゴムはんこ肖像を梅原玲菜医師に、これらを用いた装丁を玉田有医師に依頼しました。多忙ななか快くお引き受けいただいたうえに、茶目っ気たっぷりながらも品位を忘れない素敵な肖像と装丁を用意してくれた二人の先生方には感謝してもしきれません。

消しゴムはんこ肖像には一覧を用意しました。各肖像にあわせて諸先生方の代表的な業績を挙げています。『　』は書籍、「　」は論文あるいは作品です。適宜（　）内で説明をくわえています。

原則一人一作です。もちろん浩瀚にわたる業績を残された先生がほとんどであり、一冊あるいは一作で代表させるのは本来無茶ではありません。たとえば、内村祐之先生の書籍・論文で、私がもっとも熟読し、教育で用いたのは『精神医学の基本問題』です。しかしここでは、端々から内村先生のお人柄が伺え、文章も親しみやすい『わが歩みし精神医学の道』を選びました。一高のエースピッチャー以来の、野球とのかかわりも外せません。一方で臺弘先生は、お人柄が伺えるどころか苛烈なライフストーリーである『誰が風を見たか』の壮絶なナラティブに圧倒されながらも、群馬時代の豊かな臨床と研究の結びついた業績のアンソロジーたる編著『分裂病の生活臨床』を選んでいます。このように、選択の視点は必ずしも一貫していません。また井村恒郎先生については、精神療法と神経心理学というまったく別の分野で同格といってよい尊敬すべき業績が残されているので、例外として二作を挙げています。これでも『分裂病家族の研究』を泣く泣く割愛しています。さらに、三浦百重先生も鑑定のインパクトとして甲乙つけがたいので二編です。その他、土居健郎先生、宮本忠雄先生、木村敏先生、中井久夫先生など「こっちじゃないだろう」との苦情が聞こえてくるようですが、これも趣向とご寛恕ください。また、第2部「笠原先生に聞く」本文中で、「下田光造先生にはじまる鳥取の精神医学の輝かしい系譜」と触れています。下田先生が米子市名誉市民として称えられている件は存じていた一方で、この機に、三浦百重先生が鳥取市名誉市民の称号をお持ちだと知りました。鳥取県の、それも伯耆と因幡、すなわち鬼太郎とコナン両陣営が競うかのごとくに精神科医にリスペクトを払っているという事実を広めるべく、肖像一覧に掲載しておきました。

さらに、残念ながら出版にはつながらなかったものの、文字起こしにお目通しのうえ忌憚のないご意見ご感想をくださった諸出版社の担当のみなさん、さまざまな感想や分かりにくい点の指摘や訂正案、そしてかずかずの励ましをいただいた、佐々木雅明医師、越膳航平医師、崎川典子医師、舘野由美子心理士に感謝申し上げます。また、国家公務員共済組合連合会病院の誇る中央図書室の歴代司書さん方の文献蒐集力と全面協力がなければ、本書とくに第2部の文献リストは完成しなかったでしょう。あわせてお礼申し上げます。そしてコラム8「ロバート・スピッツァーが若かったころ」の執筆にあたって、筆者の記憶と記録の整合性がとれないなか、得難い知識と謎解きをご教唆くださった黒木俊秀先生には頭が上がりません。最後に、出版をお引き受けいただき、随時原稿や編集そして装丁アイデアまで励ましつつ導いてくださった、金剛出版の中村奈々さんと梅田光恵さん、本当にありがとうございました。

すこしでも多くの読者のみなさんが本書を通じて笠原先生の業績に親しみ、その叡智を今後の診療に役立てていただけるよう願いつつ、笠原嘉先生の末長いご健勝をお祈りします。

二〇二四年四月十五日

## 【初出一覧】

### 第1部　小精神療法のすすめ――「病後の生活史」に寄りそう

笠原嘉（二〇一八）「『小』精神療法のすすめ」『精神療法』四四巻四号、五二五－五二七頁
笠原嘉（二〇二三）「『病後の生活史』－クリニックの診察室から」『心と社会』一九一号、一－一二頁
大前晋（二〇二二）「小精神療法（笠原）における対話－『苦悩する者への愛ないしは畏敬』から『病後の生活史』へ」『精神科治療学』三七巻一〇号、一〇五五－一〇六二頁

### 第2部　「小精神療法」小史――笠原先生に聞く

書き下ろし

### 第3部　付録　うつ病の小精神療法

笠原嘉（一九七八）「うつ病（病相期）の小精神療法」『季刊精神療法』四巻二号、一一八－一二四頁
大前晋（二〇二三）「『うつ病の人を励ましてはいけない』の起源を探せ」『精神医学史研究』二六巻一号、三一－五頁

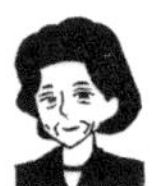
神谷美恵子 『生きがいについて』

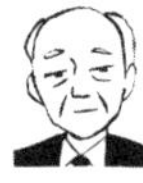
木村　敏 『分裂病の現象学』

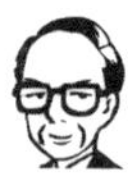
島崎敏樹 『人格の病』

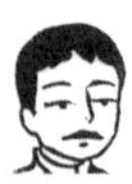
下田光造 「躁鬱病に就いて」(執着性格論),
米子市名誉市民

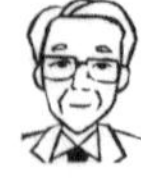
土居健郎 『方法としての面接―臨床家のために』

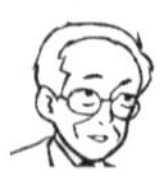
中井久夫 『治療文化論』

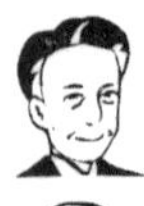
原田憲一 『意識障害を診わける』

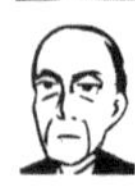
三浦百重 「大本教事件」・「金閣放火事件」(精神鑑定),
鳥取市名誉市民

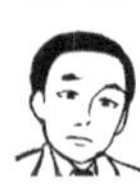
満田久敏 「内因性精神病の遺伝臨床的研究」(非定型精神病)

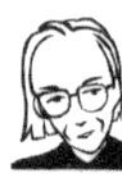
宮本忠雄 『言語と妄想』

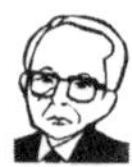
村上　仁 『精神分裂病の心理』

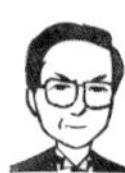
安永　浩 『ファントム空間論―分裂病の論理学的精神病理』

## 消しゴムはんこ肖像一覧

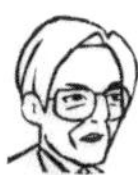

飯田　眞　「双生児研究からみた躁うつ病の発症モデル」

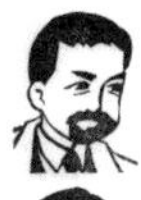

今村新吉　「喜劇と妄想」

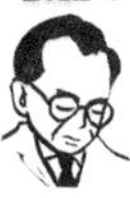

井村恒郎　『心理療法』・『失語症論』

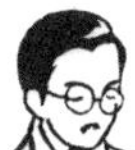

内村祐之　『わが歩みし精神科医の道』
日本野球機構第３代コミッショナー

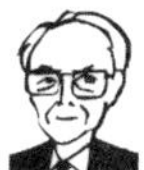

臺　弘　『分裂病の生活臨床』

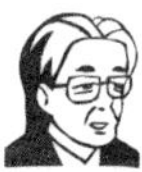

大前　哲　「二台のピアノとパーカッションのための
『イン・ザ・メモリーズ』」

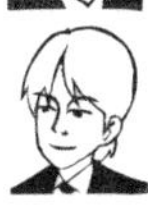

大前　晋　「日本独自の伝統的な『うつ病』概念の
これまでとこれから」（ニッポンのうつ病）

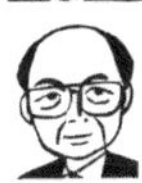

荻野恒一　『過疎地帯の文化と狂気—奥能登の社会精神病理』

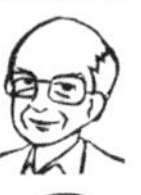

加賀乙彦
（小木貞孝）　『死刑囚と無期囚の心理』

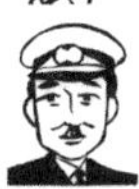

笠原計一　『商船・もんてびでお丸の最後』（船長）

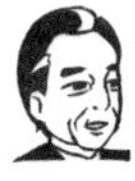

笠原　嘉
（昭和）　「精神分裂病への精神療法に関する臨床的研究」

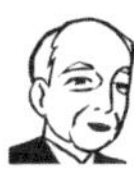

笠原　嘉
（令和）　「『小』精神療法のすすめ」（病後の生活史）

## 【著者略歴】

**笠原　嘉**（かさはら　よみし）

1928年1月26日兵庫県神戸市生まれ。1952年京都大学医学部医学科を卒業，京都大学医学部精神科へ入局。1953年大阪市立医科大学精神科，1958年京都大学医学部精神科，1966年講師，1968年助教授（保健管理センター兼任）。1972年名古屋大学医学部精神科主任教授，1985年名古屋大学医学部附属病院院長（1987年まで），1988年社団法人日本精神神経学会理事長（1994年まで）。1991年名古屋大学を定年退官，名誉教授へ。藤田保健衛生大学医学部精神科教授。1998年藤田保健衛生大学を定年退職，桜クリニック院長，後に名誉院長。2022年12月で診療活動を終了。

**大前　晋**（おおまえ　すすむ）

1970年7月2日兵庫県西宮市生まれ。1995年東京大学医学部医学科を卒業，東京大学医学部附属病院分院神経科へ入局。1998年精神医学研究所附属東京武蔵野病院精神科，2003年東京大学医学部附属病院精神医学教室，2004年国家公務員共済組合連合会虎の門病院分院精神科から本院精神科を経て，2011年より国家公務員共済組合連合会虎の門病院本院精神科部長。現在も診療活動中。

# 笠原嘉の「小精神療法」小史

## 「苦悩する者への愛ないしは畏敬」から「病後の生活史」へ

2024年6月20日　印刷
2024年6月30日　発行

編　者　大前　晋
発行者　立石正信

印刷・製本　太平印刷社
装丁　玉田　有
消しゴムはんこ作成　梅原玲菜
組版　古口正枝

株式会社　金剛出版
〒112-0005　東京都文京区水道1-5-16
電話03（3815）6661（代）
FAX03（3818）6848

ISBN978-4-7724-2047-1　C3011　Printed in Japan ©2024



JCOPY 〈(社) 出版者著作権管理機構 委託出版物〉
本書の無断複製は著作権法上での例外を除き禁じられています。複製される場合は，そのつど事前に，出版者著作権管理機構（電話03-5244-5088，FAX 03-5244-5089，e-mail: info@jcopy.or.jp）の許諾を得てください。

# ファントム空間論

オンデマンド版

［著］＝安永浩

●A5判 ●並製 ●346頁 ●定価 **8,800**円

● ISBN978-4-7724-9017-5 C3011

日本の精神病理学第2世代を代表する安永の主著。
統合失調症に関する独創的な
ファントム空間論が壮大に展開される。

# 幻覚IV オンデマンド版

器質力動論1

［著］＝H. エー
［監訳］＝宮本忠雄 小見山実

●A5判 ●上製 ●256頁 ●定価 **8,800**円

● ISBN978-4-7724-9033-7 C3011

本巻にエーの幻覚モデルが理論的に詳細に展開され，
「心的身体の構造と組織化」と表現される
器質力動論の全貌がここに明らかになる。

# 幻覚V

器質・力動論2

［著］＝H. エー
［監訳］＝宮本忠雄 小見山実 ［訳］＝影山任佐 阿部隆明

●A5判 ●上製 ●656頁 ●定価 **9,350**円

● ISBN978-4-7724-1532-3 C3011

20世紀の偉大な精神医学者であるアンリ・エーの
重要著作がここに全5巻として完結。
訳者影山による精密な解題「アンリ・エーを読む」を付す。

価格は10%税込です。

## SSTと精神療法
### コミュニケーションの意味とスキル

［著］＝西園昌久
［監修］＝SST普及協会　［編］＝丹羽真一・安西信雄

●A5判 ●並製 ●260頁 ●定価 **3,960**円
● ISBN978-4-7724-1949-9 C3011

著者の考える SST の要諦と実践応用の工夫，
クライエントの日常生活をどのように改善できるか，
また精神医療全般をやさしく述べる。

---

## 病いは物語である
### 文化精神医学という問い

［著］＝江口重幸

●A5判 ●上製 ●386頁 ●定価 **5,720**円
● ISBN978-4-7724-1734-1 C3047

精神療法は文化とどこで出会うのか。
臨床民族誌という対話的方法を
日常臨床に活かす実技として捉えようとする試み。

---

## 新装版 臨床心理学ノート

［著］＝河合隼雄

●四六判 ●並製 ●222頁 ●定価 **2,200**円
● ISBN978-4-7724-1568-2 C3011

臨床心理学を実践と理論が結びついた世界として確立した
著者により書かれたこの〈ノート〉をひもとけば
「臨床」の本質を掴むことができるだろう。

---

価格は10%税込です。

## 意識障害を診わける

［著］=原田憲一　［解題］=松下正明

●四六判 ●並製 ●200頁 ●定価 **3,080**円

● ISBN978-4-7724-2019-8 C3047

病者と向かい合って，あるいはその傍らで――
病者をひとりの人間として理解するための
すべての精神科医に必読の名著復刊。

---

## 中井久夫 拾遺

［著］=中井久夫　［編］=高宜良

●四六判 ●上製 ●392頁 ●定価 **3,960**円

● ISBN978-4-7724-1981-9 C3011

目鼻のつかない病気などあるものか！
きらびやかな感性と卓越した観察眼を高度の平凡性にかえて
「義」を貫いた精神科医の生涯とその治療観をたどる。

---

## 成田善弘 心理療法を語る
### 文化精神医学という問い「まっすぐに」患者と向きあう

［著］=成田善弘

●四六判 ●上製 ●288頁 ●定価 **3,080**円

● ISBN978-4-7724-2007-5 C3011

著者の「まあこのくらいでいいんだ」という言葉の中には，
長年の臨床経験から，患者との心地よい関係も，
厳しい関係も，悲惨な関係も内在化されている。

---

価格は10%税込です。